应考掌中宝

针灸穴位速记

主　编　邵水金　卢寿如

副主编　吴　锦　单金枝　居静怡　王炎林

编　委　李燕来　盛　军　李　涛　程　伟

　　　　夏　蕾　邵　勤　程新民　陶　磊

　　　　王　欢　毕小芳　王诗云

中国中医药出版社
·北京·

图书在版编目(CIP)数据

针灸穴位速记/邵水金主编.—北京：中国中医药出版社,2015.11(2021.7重印)

(应考掌中宝)

ISBN 978-7-5132-2755-1

Ⅰ.①针… Ⅱ.①邵… Ⅲ.①针灸疗法-穴位-医学院校-自学参考资料 Ⅳ.①R224.2

中国版本图书馆 CIP 数据核字(2015)第 207636 号

中国中医药出版社出版

北京经济技术开发区科创十三街 31 号院二区 8 号楼

邮政编码　100176

传真　010 64405721

廊坊市晶艺印务有限公司印刷

各地新华书店经销

*

开本 880×1230　1/64　印张 4.125　字数 133 千字

2015 年 11 月第 1 版　2021 年 7 月第 3 次印刷

书号　ISBN 978-7-5132-2755-1

*

定价 19.00 元

网址　www.cptcm.com

如有印装质量问题请与本社出版部调换(010-64405510)

版权专有　侵权必究

社长热线　010 64405720

购书热线　010 64065415　010 64065413

微信服务号　zgyycbs

书店网址　csln.net/qksd/

官方微博　http://e.weibo.com/cptcm

淘宝天猫网址　http://zgzyycbs.tmall.com

前〇言

　　为了帮助中医药院校考生学习、复习和应考,我们在全国中医药院校遴选了具有丰富的专业教学经验以及相关考试辅导和培训经验的一线教师,编写了本套"应考掌中宝"丛书。本丛书以全国中医药行业高等教育"十二五"规划教材及其教学大纲为基础,结合编者们在各自日常专业教学及各种相关考试辅导和培训中的经验,并参照研究生入学、临床执业医师资格等考试的要求编写而成。是对教材全部考点进行系统归纳的一套便携式学习、应用书。本丛书的编写顺序与教材的章节顺序基本相同,可以为中医药院校本科生、专科生、中医药成人教育学生、中医执业医师资格考试人员及其他学习中医药的人员同步学习和复习提供帮助,使学习、应考者能快速掌握学习重点、复习要点和考试难点。

本丛书包括《中医基础理论速记》《中医诊断学速记》《中药学速记》《方剂学速记》《针灸穴位速记》《推拿学速记》《内经速记》《伤寒论速记》《金匮要略速记》《温病学速记》《正常人体解剖学速记》《生理学速记》和《生物化学速记》等 13 个分册。本丛书具有以下特点：① 内容简明直观，高频考点全覆盖；② 重要考点归纳到位，符合记忆和复习规律；③ 浓缩精华，其"短、平、快"的形式和"精、明、准"的内容结合完美。方便考生在短时间内把握考试精髓，抓住常考点和必考点，稳而准地拿到高分，顺利通过考试。

中国中医药出版社
2015 年 2 月

编写 ○ 说明

　　针灸学是中医学的重要组成部分,其内容主要包括经络、腧穴、刺灸法和针灸治疗四大部分。为了方便查找、掌握和记忆,我们编写了《针灸穴位速记》一书,该书为"应考掌中宝"丛书之一。

　　本书分上、中、下三篇。上篇为十四经穴,按十四经脉流注次序,逐经逐穴,简明扼要地介绍了全身 361 个经穴。中篇为经外奇穴,分部位介绍了世界卫生组织(WHO)规定的 48 个标准经外奇穴。所介绍穴位的内容主要包括经穴分寸歌、定位、主治、刺灸法、记忆要点以及穴位示意图,并标明国际标准化代码以及所属的特定穴。下篇为特定穴,以表格的形式列出,便于查找和记忆。

　　本书图文并茂,去繁就简,内容全面,重点突出,编排合理,是学习和记忆针灸穴位的必备之书。

本书适用于中医院校学生、临床医生和针灸爱好者。由于水平所限,不足之处在所难免,望广大读者提出宝贵意见,以便再版时修正。

邵水金

2015 年 7 月

目●录

上篇　十四经穴

中篇　经外奇穴

下篇　特定穴

上篇 ○ 十四经穴

　　腧穴又名穴位、穴道、孔穴，是指人体脏腑经络气血输注于体表的部位，也是针灸、推拿及其他一些外治法的施术部位。

　　分布于人体的腧穴很多，大体可分为十四经穴、经外奇穴和阿是穴三大类。十四经穴简称经穴，是指归属于十二经及任、督二脉的腧穴。经穴都有具体的穴名和固定的位置，分布于十四经循行路线上，有明确的针灸主治证。以清代《针灸逢源》为准，经穴总数为 361 穴。经外奇穴简称奇穴，是指没有归属于十四经的腧穴。奇穴是在阿是穴的基础上发展起来的，其主治范围比较单一，多数对某些病证有特殊疗效。WHO 规定的标准经外奇穴有 48 个，它们在功能和数目上补充了经穴的不足，有的为临床所常用，有的为组合穴。阿是穴又称天应穴、不定穴，是指无具体名称、无固定位置，而是以痛处为穴。

经穴分寸歌

中府旁六一肋间，云门府上一寸许，
天府腋下三寸主，侠白府下一寸擒，
尺泽肘中肌腱外，孔最腕上七寸拟，
列缺腕上一寸半，经渠腕上一寸取，
太渊掌后横纹头，鱼际节后散脉里，
少商大指内侧边，肺经共计十一穴。

1. 中府　LU 1　肺募穴

【定位】平第1肋间隙处，距前正中线6寸(图1)。

【主治】咳嗽，气喘，胸满，胸痛，肩背痛。

【刺灸法】向外斜刺0.5~0.8寸；可灸。

2. 云门　LU 2

【定位】锁骨下缘，距前正中线6寸(图1)。

【主治】咳嗽，气喘，胸痛，肩背痛。

【刺灸法】向外斜刺0.5~0.8寸；可灸。

记忆要点

【定位】中府、云门与足太阴脾经的食窦、天溪、胸乡、周荣均在胸部第3侧线上（距前正中线6寸）。

【主治】以咳喘为主。

【刺灸法】不可向内深刺，以免产生气胸。

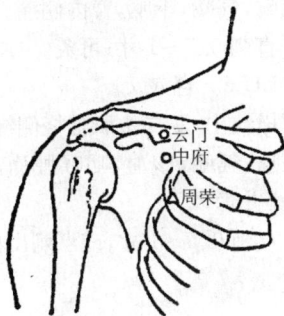

图1

3. 天府　LU 3

【定位】肱二头肌桡侧缘,腋前纹头下3寸(图2)。

【主治】咳嗽,气喘,鼻衄,瘿气,臂内侧痛。

【刺灸法】直刺0.5~1寸;可灸。

4. 侠白　LU 4

【定位】肱二头肌桡侧缘,腋前纹头下4寸(图2)。

【主治】咳嗽,气喘,干呕,臂内侧痛。

【刺灸法】直刺0.5~1寸;可灸。

5. 尺泽　LU 5　合穴

【定位】肘横纹中,肱二头肌腱桡侧缘(图2)。

【主治】咳嗽,气喘,咳血,咽喉肿痛,肘臂挛痛,急性吐泻,中暑,小儿惊风。

【刺灸法】直刺0.5~1寸,或点刺出血;可灸。

记忆要点

【定位】天府、侠白、尺泽均在肱二头肌或腱的桡侧缘；尺泽与曲池、曲泽、小海、少海相平，尺泽、曲泽分别在肱二头肌腱桡、尺侧缘。

【主治】咳喘，臂内侧痛；尺泽又治肺热咳血。

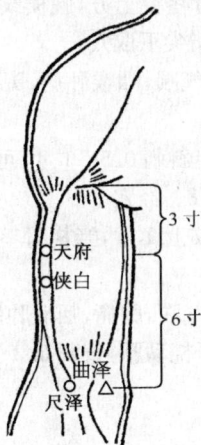

图 2

6. 孔最　LU 6　郄穴

【定位】在太渊与尺泽连线上,腕横纹上 7 寸(图 3)。

【主治】咳嗽,气喘,咯血,咽喉肿痛,肘臂挛痛。

【刺灸法】直刺 0.5～1 寸;可灸。

7. 列缺　LU 7　络穴　八脉交会穴

【定位】在桡骨茎突上方,腕横纹上 1.5 寸(图 3);或两虎口交叉,示指尖下取穴。

【主治】咳嗽,气喘,咽喉肿痛,头痛,项强,牙痛,口眼㖞斜。

【刺灸法】向上斜刺 0.5～1 寸;可灸。

8. 经渠　LU 8　经穴

【定位】腕横纹上 1 寸,当桡骨茎突与桡动脉之间(图 3)。

【主治】咳嗽,气喘,胸痛,咽喉肿痛,手腕痛。

【刺灸法】避开桡动脉,直刺 0.3～0.5 寸;禁灸。

【定位】孔最在尺泽与太渊的连线上,列缺在桡骨茎突上方,经渠在桡骨茎突与桡动脉之间。

【主治】孔最治急性咯血,列缺治咽喉干痛、牙痛、头项病证(头项寻列缺),经渠治咳喘。

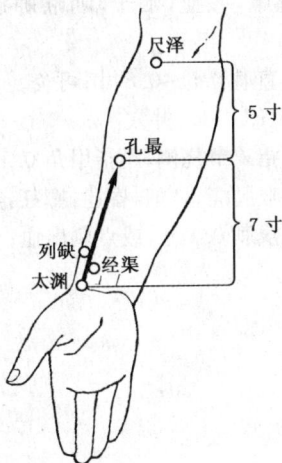

图3

9. 太渊　LU 9　输(原)穴　脉会

【定位】腕横纹桡侧端,桡动脉桡侧凹陷中(图 4)。

【主治】咳嗽,气喘,咳血,胸背痛,无脉症,手腕痛。

【刺灸法】避开桡动脉,直刺 0.3～0.5 寸;可灸。

10. 鱼际　LU 10　荥穴

【定位】第 1 掌骨桡侧缘中点,赤白肉际处(图 4)。

【主治】咳嗽,咳血,咽干,咽喉肿痛,失喑,小儿疳积。

【刺灸法】直刺 0.5～0.8 寸;可灸。

11. 少商　LU 11　井穴

【定位】拇指末节桡侧,距指甲角 0.1 寸处(图 4)。

【主治】咽喉肿痛,鼻衄,昏迷,癫狂,热病。

【刺灸法】浅刺 0.1 寸,或点刺出血;可灸。

记忆要点

【定位】太渊与大陵、神门均在腕横纹上,少商与商阳、关冲、少冲、少泽均在指甲角旁。

【主治】太渊治痰多咳喘、无脉症,鱼际治痰少咳嗽、肺热咯血,少商治咽喉肿痛、神志病及热病。

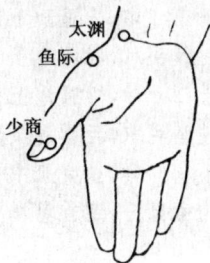

图 4

二、手阳明大肠经经穴

经穴分寸歌

商阳示指内侧端,二间握拳节前当,
三间握拳节后取,合谷虎口歧骨间,
阳溪腕上筋间是,偏历腕上三寸安,
温溜腕上五寸量,下廉池下四寸看,
上廉池下三寸中,三里池下二寸逢,
曲池屈肘纹头尽,肘髎池上骨外廉,
五里池上三寸寻,臂臑池上七寸量,
肩髃肩端举臂取,巨骨肩尖骨陷中,
天鼎扶下一寸真,扶突肌中喉结旁,
禾髎水沟旁五分,迎香鼻翼中点外。

1. 商阳　LI 1　井穴

【定位】示指末节桡侧,距指甲角 0.1 寸处(图5)。

【主治】咽喉肿痛,牙痛,热病,昏迷。

【刺灸法】浅刺 0.1 寸,或点刺出血;可灸。

【定位】商阳与少商、关冲、少冲、少泽均在手指甲角旁。

【主治】咽喉肿痛，热病。

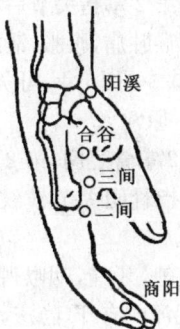

图 5

2. 二间　LI 2　荥穴

【定位】微握拳,第2掌指关节前桡侧凹陷(图6)。

【主治】咽喉肿痛,鼻衄,牙痛,热病。

【刺灸法】直刺0.2～0.3寸;可灸。

3. 三间　LI 3　输穴

【定位】微握拳,第2掌指关节后桡侧凹陷(图6)。

【主治】牙痛,咽喉肿痛,腹胀,泄泻。

【刺灸法】直刺0.3～0.5寸;可灸。

4. 合谷　LI 4　原穴

【定位】第1、第2掌骨之间,第2掌骨桡侧中点(图6);或以一手拇指的指骨间关节横纹放在另一手虎口上,于拇指尖下取穴。

【主治】头痛,鼻衄,牙痛,咽喉肿痛,口眼㖞斜,胃痛,发热恶寒,发热无汗或有汗,隐疹,经闭,滞产。

【刺灸法】直刺0.5～1寸;可灸。

5. 阳溪　LI 5　经穴

【定位】腕背横纹桡侧端,拇指翘起,当拇短伸肌腱与拇长伸肌腱之间的凹陷中(图6)。

【主治】头痛,耳聋,牙痛,咽喉肿痛,手腕痛,癫痫。

【刺灸法】直刺0.5～0.8寸;可灸。

【定位】第2掌指关节前方为二间,其后方为三间;阳溪与阳池、阳谷均位于腕背横纹上。

【主治】咽喉肿痛;合谷治头面五官病症(面口合谷收)、胃肠病、皮肤病、热病。

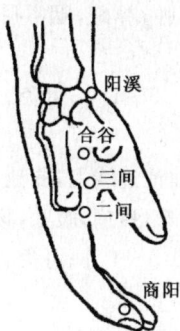

图 6

6. 偏历　LI 6　络穴

【定位】阳溪与曲池连线上,阳溪上 3 寸(图 7)。

【主治】鼻衄,耳鸣,喉痛,手臂酸痛。

【刺灸法】斜刺 0.5～0.8 寸;可灸。

7. 温溜　LI 7　郄穴

【定位】阳溪与曲池连线上,阳溪上 5 寸(图 7)。

【主治】头痛,面肿,鼻衄,咽喉肿痛,肩背酸痛,肠鸣腹痛。

【刺灸法】直刺 0.5～1 寸;可灸。

8. 下廉　LI 8

【定位】阳溪与曲池连线上,曲池下 4 寸(图 7)。

【主治】头痛,眩晕,目痛,腹胀,腹痛,肘臂痛。

【刺灸法】直刺 0.5～1 寸;可灸。

9. 上廉　LI 9

【定位】阳溪与曲池连线上,曲池下 3 寸(图 7)。

【主治】头痛,腹痛,泄泻,偏瘫,手臂痛麻。

【刺灸法】直刺 0.5～1 寸;可灸。

10. 手三里　LI 10

【定位】阳溪与曲池连线上,曲池下 2 寸(图 7)。

【主治】牙痛,腹胀,腹泻,偏瘫,手臂痛麻。

【刺灸法】直刺 0.8～1.5 寸;可灸。

11. 曲池　LI 11　合穴

【定位】屈肘,肱骨外上髁与肘横纹桡侧端连线中点(图7)。

【主治】热病,咽喉肿痛,腹胀,吐泻,牙痛,瘾疹,高血压,癫狂,手臂肿痛。

【刺灸法】直刺0.8～1.2寸;可灸。

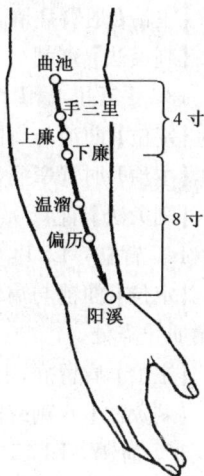

图7

记忆要点

【定位】均位于阳溪与曲池连线上。

【主治】头面五官病症;偏历、温溜治鼻衄,下廉治小肠病,上廉治大肠病,手三里治胃病,曲池治热病、皮肤病、神志病。

12. 肘髎 LI 12

【定位】屈肘,曲池外上方 1 寸,当肱骨边缘处(图 8)。

【主治】肘臂痛麻,嗜睡。

【刺灸法】直刺 0.5～1 寸;可灸。

13. 手五里 LI 13

【定位】曲池与肩髃连线上,曲池上 3 寸(图 8)。

【主治】肘臂挛痛,瘰疬,嗜睡。

【刺灸法】直刺 0.5～1 寸;可灸。

14. 臂臑 LI 14

【定位】曲池与肩髃连线上,曲池上 7 寸(图 8);或三角肌止点处。

【主治】肩臂痛,上肢不遂,瘰疬,目疾。

【刺灸法】直刺或向上斜刺 0.8～1.5 寸;可灸。

15. 肩髃 LI 15

【定位】当肩峰与肱骨大结节之间;臂平举时,肩峰前方凹陷中(图 8)。

【主治】肩臂痛,上肢不遂,瘰疬,隐疹。

【刺灸法】直刺或向下斜刺 0.8～1.5 寸;可灸。

16. 巨骨 LI 16

【定位】锁骨肩峰端与肩胛冈之间凹陷中(图 9)。

【主治】肩臂痛,瘰疬,瘿气。

【刺灸法】直刺 0.5～1 寸;可灸。

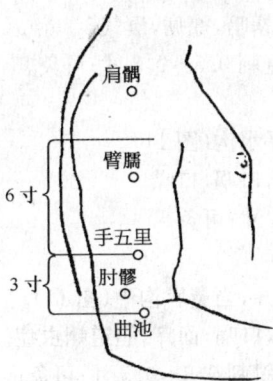

图 8

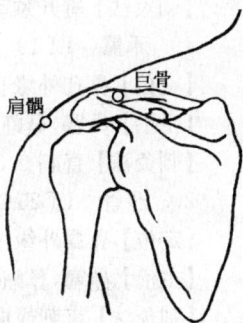

图 9

17. 天鼎　LI 17

【定位】扶突直下1寸,当胸锁乳突肌后缘(图10)。

【主治】咽喉肿痛,暴喑,瘰疬,瘿气。

【刺灸法】直刺0.5~0.8寸;可灸。

18. 扶突　LI 18

【定位】喉结旁开3寸,当胸锁乳突肌前、后缘之间(图10)。

【主治】咳喘,咽喉肿痛,暴喑,瘰疬,瘿气。

【刺灸法】避开颈动脉,直刺0.5~0.8寸;可灸。

19. 禾髎　LI 19

【定位】鼻孔外缘直下,平水沟(图11)。

【主治】鼻塞,鼻衄,鼻渊,口喎,口噤。

【刺灸法】直刺0.3~0.5寸;可灸。

20. 迎香　LI 20

【定位】鼻翼外缘中点旁开,当鼻唇沟中(图11)。

【主治】鼻塞,鼻衄,鼻渊,口喎,面痒,胆道蛔虫症。

【刺灸法】直刺或向内上斜刺0.3~0.5寸;可灸。

记忆要点

【定位】扶突与缺盆连线中点为天鼎,扶突与人迎相平(喉结旁开3寸为扶突,旁开1.5寸为人迎),禾髎与水沟相平。

【主治】天鼎、扶突治咽喉肿痛;禾髎、迎香治口鼻病。

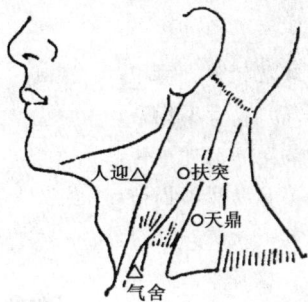

图 10

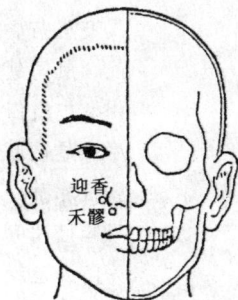

图 11

经穴分寸歌

承泣目下七分寻,四白目下眶下孔,

巨髎目下鼻翼旁,地仓目下吻四分,

大迎颔前寸三分,颊车耳下咬肌处,

下关耳前颧弓下,头维神庭旁四五,

人迎肌前喉结旁,水突人迎气舍中,

气舍肌间锁骨上,缺盆锁骨上窝中,

相去中线四寸明,气户锁骨下缘取,

库房屋翳膺窗近,均距一肋乳中停,

乳根乳下一肋处,第5肋间细扪循,

不容巨阙旁二寸,其下承满与梁门,

关门太乙滑肉门,天枢脐旁二寸平,

外陵大巨水道穴,气冲归来曲骨邻,

共去一寸旁二寸,髀关髂下承扶平,

伏兔膝上六寸中,阴市膝上三寸呈,

梁丘膝上二寸记,犊鼻膝髌陷中取,

膝下三寸三里迎,膝下六寸上巨虚,

膝下八寸条口行,膝下九寸下巨虚,

丰隆条口外一寸,解溪跗上踝纹中,
冲阳跗上动脉处,陷谷跖趾关节后,
内庭次趾外间陷,厉兑次趾外侧端。

1. 承泣　ST 1

【定位】瞳孔直下,当眼球与眶下缘之间(图12)。

【主治】眼睑瞤动,目赤肿痛,迎风流泪,夜盲,口眼
㖞斜。

【刺灸法】以左手拇指向上轻推眼球,紧靠眶下缘
缓慢直刺0.5～1寸;禁灸。

2. 四白　ST 2

【定位】瞳孔直下,当眶下孔凹陷处(图12)。

【主治】眼睑瞤动,目赤痛痒,迎风流泪,目翳,口眼
㖞斜。

【刺灸法】直刺或微向上斜刺0.3～0.5寸;不
宜灸。

3. 巨髎　ST 3

【定位】瞳孔直下,平鼻翼下缘处(图12)。

【主治】口眼㖞斜,眼睑瞤动,目翳,鼻衄,牙痛。

【刺灸法】直刺0.3～0.5寸;可灸。

4. 地仓　ST 4

【定位】瞳孔直下,口角外侧0.4寸(图12)。

【主治】口㖞,眼睑瞤动,流涎,牙痛。

【刺灸法】向外斜刺或平刺0.5～1寸,或向颊车方
向透刺;可灸。

记忆要点

【定位】承泣、四白、巨髎、地仓均位于瞳孔直下。

【主治】口眼病。

【刺灸法】承泣、四白不宜深刺和提插捻转,以免刺伤血管引起血肿。

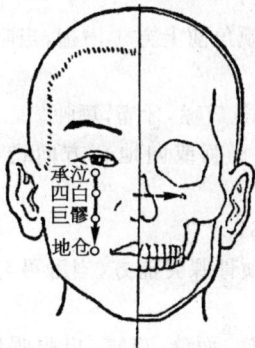

图 12

5. 大迎　ST 5

【定位】下颌角前方,咬肌附着部的前缘,当面动脉搏动处(图13)。

【主治】口㖞,口噤,牙痛,颊肿。

【刺灸法】避开面动脉,平刺或斜刺 0.5～0.8 寸;可灸。

6. 颊车　ST 6

【定位】下颌角前上方 1 横指,当咀嚼时咬肌隆起高点处(图13)。

【主治】口㖞,口噤,牙痛,颊肿。

【刺灸法】直刺或向地仓方向透刺 0.3～1 寸;可灸。

7. 下关　ST 7

【定位】下颌骨髁突前方,当颧弓与下颌切迹之间凹陷中(图13)。

【主治】牙痛,面痛,口噤,口眼㖞斜,耳鸣,耳聋,眩晕。

【刺灸法】直刺 0.5～1 寸;可灸。

8. 头维　ST 8

【定位】额角发际上 0.5 寸,距头正中线 4.5 寸(图13)。

【主治】头痛,目痛,眩晕,迎风流泪,眼睑瞤动。

【刺灸法】平刺 0.5～1 寸;可灸。

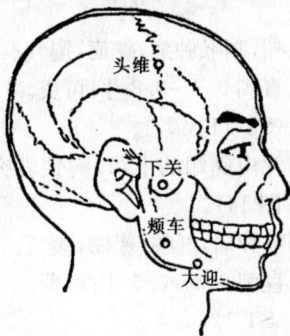

图 13

9. 人迎　ST 9

【定位】平喉结,胸锁乳突肌前缘(图14)。

【主治】咽喉肿痛,噎膈,胸满喘息,高血压病,瘰疬,瘿气。

【刺灸法】避开颈总动脉,直刺 0.3~0.8 寸。

10. 水突　ST 10

【定位】人迎与气舍连线的中点,胸锁乳突肌前缘(图14)。

【主治】咳喘,咽喉肿痛,瘰疬,瘿气。

【刺灸法】直刺 0.3~0.8 寸;可灸。

11. 气舍　ST 11

【定位】胸骨内侧端的上缘,胸锁乳突肌的胸骨头与锁骨头之间(图14)。

【主治】咽喉肿痛,气喘,瘰疬,瘿气。

【刺灸法】直刺 0.3~0.5 寸;可灸。

12. 缺盆　ST 12

【定位】锁骨上窝中央,距前正中线 4 寸(图14)。

【主治】缺盆中痛,咳喘,咽喉肿痛,瘰疬。

【刺灸法】直刺 0.3~0.5 寸;可灸。

记忆要点

【定位】人迎、水突、气舍均在一直线上,缺盆在锁骨上窝中。

【主治】咳喘,咽喉肿痛,瘰疬,瘿气。

【刺灸法】人迎、水突、气舍均须避开颈总动脉进针;缺盆深处为肺尖,不可深刺,以免产生气胸。

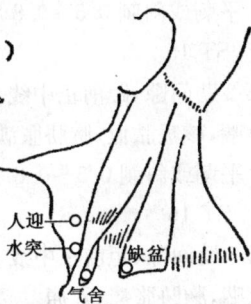

图 14

13. 气户　ST 13

【定位】锁骨中点下缘,距前正中线 4 寸(图 15)。

【主治】咳喘,胸胁胀满,胸痛。

【刺灸法】平刺或斜刺 0.5～0.8 寸;可灸。

14. 库房　ST 14

【定位】第 1 肋间隙,距前正中线 4 寸(图 15)。

【主治】咳喘,咳唾脓血,胸胁胀满。

【刺灸法】平刺或斜刺 0.5～0.8 寸;可灸。

15. 屋翳　ST 15

【定位】第 2 肋间隙,距前正中线 4 寸(图 15)。

【主治】咳喘,咳唾脓血,胸胁胀满,乳痛。

【刺灸法】平刺或斜刺 0.5～0.8 寸;可灸。

16. 膺窗　ST 16

【定位】第 3 肋间隙,距前正中线 4 寸(图 15)。

【主治】咳喘,胸胁胀痛,乳痈。

【刺灸法】平刺或斜刺 0.5～0.8 寸;可灸。

17. 乳中　ST 17

【定位】第 4 肋间隙,乳头中央,距前正中线 4 寸(图 15)。

【主治】只作胸腹部取穴的定位标准。

【刺灸法】不针不灸。

18. 乳根　ST 18

【定位】第 5 肋间隙,距前正中线 4 寸(图 15)。

【主治】咳喘,胸闷胸痛,乳痈,乳汁少。

【刺灸法】平刺或斜刺 0.5～0.8 寸;可灸。

记忆要点

【定位】均在胸部第 2 侧线上(即锁骨中线上),
彼此相距一肋。

【主治】咳喘,胸胁胀满。

【刺灸法】不可深刺,以免产生气胸。

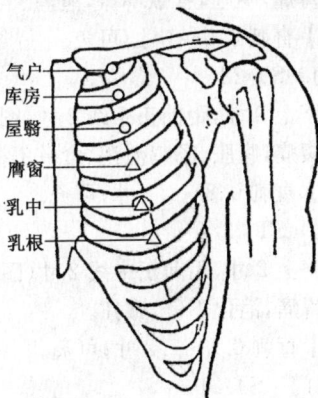

气户
库房
屋翳
膺窗
乳中
乳根

图 15

19. 不容　ST 19

【定位】脐上 6 寸,距前正中线 2 寸(图 16)。

【主治】腹胀,胃痛,呕吐,食欲不振。

【刺灸法】直刺 0.5～0.8 寸;可灸。

20. 承满　ST 20

【定位】脐上 5 寸,距前正中线 2 寸(图 16)。

【主治】胃痛,呕吐,腹胀,食欲不振。

【刺灸法】直刺 0.5～1 寸;可灸。

21. 梁门　ST 21

【定位】脐上 4 寸,距前正中线 2 寸(图 16)。

【主治】胃痛,呕吐,食欲不振,泄泻。

【刺灸法】直刺 0.5～1 寸;可灸。

22. 关门　ST 22

【定位】脐上 3 寸,距前正中线 2 寸(图 16)。

【主治】腹痛,腹胀,肠鸣泄泻,食欲不振。

【刺灸法】直刺 0.8～1.2 寸;可灸。

23. 太乙　ST 23

【定位】脐上 2 寸,距前正中线 2 寸(图 16)。

【主治】胃痛,消化不良,癫狂。

【刺灸法】直刺 0.8～1.2 寸;可灸。

24. 滑肉门　ST 24

【定位】脐上 1 寸,距前正中线 2 寸(图 16)。

【主治】胃痛,呕吐,癫狂。

【刺灸法】直刺0.8～1.2寸;可灸。

记忆要点

【定位】均在腹部第2侧线上,彼此相距1寸。

【主治】胃肠病。

【刺灸法】少提插,不可深刺,以免刺伤内脏。

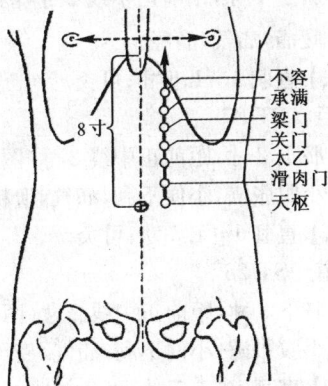

图 16

25. 天枢　ST 25　大肠募穴

【定位】平脐,距前正中线 2 寸(图 17)。

【主治】绕脐腹痛,呕吐,腹胀,肠鸣泄泻,便秘,癥瘕,痛经,月经不调。

【刺灸法】直刺 1～1.5 寸;可灸。

26. 外陵　ST 26

【定位】脐下 1 寸,距前正中线 2 寸(图 17)。

【主治】腹痛,疝气,痛经。

【刺灸法】直刺 1～1.5 寸;可灸。

27. 大巨　ST 27

【定位】脐下 2 寸,距前正中线 2 寸(图 17)。

【主治】小腹胀满,小便不利,疝气,遗精,早泄。

【刺灸法】直刺 1～1.5 寸;可灸。

28. 水道　ST 28

【定位】脐下 3 寸,距前正中线 2 寸(图 17)。

【主治】小腹胀满,小便不利,疝气,痛经。

【刺灸法】直刺 1～1.5 寸;可灸。

29. 归来　ST 29

【定位】脐下 4 寸,距前正中线 2 寸(图 17)。

【主治】小腹疼痛,疝气,经闭,阴挺。

【刺灸法】直刺 1～1.5 寸;可灸。

30. 气冲　ST 30

【定位】脐下 5 寸，距前正中线 2 寸(图 17)。

【主治】外阴肿痛，腹痛，疝气，月经不调，阳痿。

【刺灸法】直刺 0.8～1.2 寸。

记忆要点

【定位】均在腹部第 2 侧线上，彼此相距 1 寸。

【主治】小腹胀痛；天枢既通便，又止泻。

【刺灸法】少提插，不可深刺，避免刺伤内脏。

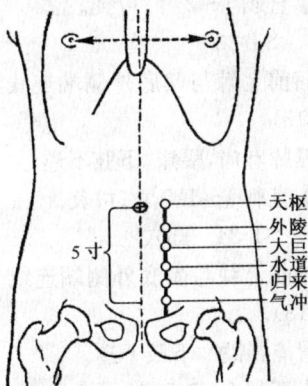

图 17

31. 髀关　ST 31

【定位】髂前上棘与髌底外侧端连线上,平臀横纹处(图18)。

【主治】下肢痿痹,腰腿疼痛,足麻不仁。

【刺灸法】直刺1～2寸;可灸。

32. 伏兔　ST 32

【定位】髂前上棘与髌底外侧端连线上,髌底外上缘上6寸(图18)。

【主治】腿膝麻痛,腰痛。

【刺灸法】直刺1～2寸;可灸。

33. 阴市　ST 33

【定位】髂前上棘与髌底外侧端连线上,髌底外上缘上3寸(图18)。

【主治】腿膝麻痛,腰痛,下肢不遂。

【刺灸法】直刺1～1.5寸;可灸。

34. 梁丘　ST 34　郄穴

【定位】髂前上棘与髌底外侧端连线上,髌底外上缘上2寸(图18)。

【主治】胃痛,膝肿,下肢不遂。

【刺灸法】直刺1～1.5寸;可灸。

记忆要点

【定位】均在髂前上棘与髌底外侧端连线上,平臀横纹为髀关(与承扶相对),髌底上 6 寸为伏兔,髌底上 3 寸为阴市,髌底上 2 寸为梁丘(与血海相对)。

【主治】腰腿膝病;梁丘还治急性胃痛。

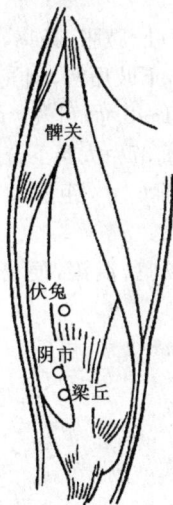

图 18

35. 犊鼻　ST 35

【定位】屈膝,髌韧带外侧凹陷中(图 19)。

【主治】膝痛,下肢麻痹,脚气。

【刺灸法】向内斜刺 0.5～1.2 寸;可灸。

36. 足三里　ST 36　合穴

【定位】犊鼻下 3 寸,距胫骨前缘外侧一横指(图 19)。

【主治】胃痛,呕吐,腹胀,肠鸣,泄泻,便秘,喘咳痰多,心悸,气短,癫狂,下肢痿痹,脚气,虚劳羸瘦。

【刺灸法】直刺 1～2 寸;可灸。

37. 上巨虚　ST 37　大肠下合穴

【定位】犊鼻下 6 寸,距胫骨前缘外侧一横指(图 19)。

【主治】腹痛,肠鸣,泄泻,便秘,肠痈,下肢痿痹,脚气。

【刺灸法】直刺 1～2 寸;可灸。

【定位】犊鼻即外膝眼,犊鼻下3寸为足三里,再下3寸为上巨虚。

【主治】犊鼻治膝病,足三里治一切胃肠病(肚腹三里留),上巨虚治大肠病。

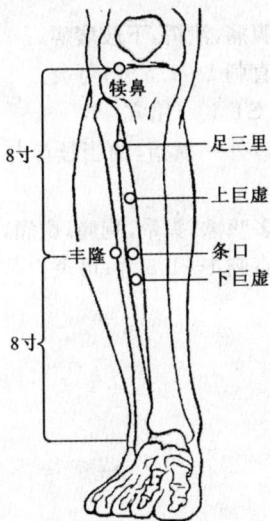

图 19

38. 条口　ST 38

【定位】犊鼻下8寸,距胫骨前缘外侧一横指(图20)。

【主治】下肢痿痹,脘腹疼痛,肩臂痛。

【刺灸法】直刺1～1.5寸;可灸。

39. 下巨虚　ST 39　小肠下合穴

【定位】犊鼻下9寸,距胫骨前缘外侧一横指(图20)。

【主治】小腹痛,泄泻,下肢痿痹。

【刺灸法】直刺1～1.5寸;可灸。

40. 丰隆　ST 40　络穴

【定位】条口外一横指,约当犊鼻与外踝尖连线中点(图20)。

【主治】痰多咳嗽,头晕,胸痛,癫痫,下肢痿痹。

【刺灸法】直刺1～1.5寸;可灸。

记忆要点

【定位】犊鼻与外踝尖连线的中点为丰隆,丰隆内侧1寸为条口,足三里下3寸为上巨虚,上巨虚下3寸为下巨虚。

【主治】下肢痿痹;条口还治肩臂痛,下巨虚还治小肠病,丰隆还治痰多、癫痫。

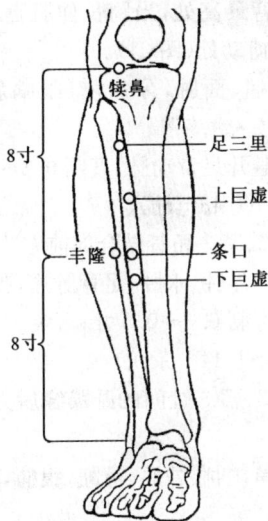

图 20

41. 解溪　ST 41　经穴

【定位】足背与小腿交界处横纹中央,当𧿹长伸肌腱与趾长伸肌腱之间(图21)。

【主治】头痛,眩晕,腹胀,便秘,癫疾,下肢痿痹,足踝肿痛。

【刺灸法】直刺 0.5～0.8 寸;可灸。

42. 冲阳　ST 42　原穴

【定位】足背最高处,当𧿹长伸肌腱与趾长伸肌腱之间,足背动脉搏动处(图21)。

【主治】胃痛,面肿,牙痛,口眼㖞斜,癫狂,足痿无力。

【刺灸法】避开足背动脉,直刺 0.3～0.5 寸;可灸。

43. 陷谷　ST 43　输穴

【定位】第 2、第 3 跖骨结合部前方凹陷中(图21)。

【主治】面目浮肿,水肿,足背肿痛,肠鸣腹痛。

【刺灸法】直刺 0.3～0.5 寸;可灸。

44. 内庭　ST 44　荥穴

【定位】第 2、第 3 趾间的趾蹼缘后方,当赤白肉际处(图21)。

【主治】牙痛,咽喉肿痛,鼻衄,腹痛,腹胀,泄泻,足背肿痛,热病。

【刺灸法】直刺或斜刺 0.5～0.8 寸;可灸。

45. 厉兑　ST 45　井穴

【定位】第2趾末节外侧,距趾甲角0.1寸(图21)。

【主治】牙痛,鼻衄,胸腹胀满,足痛,热病,癫狂。

【刺灸法】浅刺0.1寸,或点刺出血;可灸。

记忆要点

【定位】内庭与行间、侠溪在趾蹼缘后方,厉兑与隐白、大敦、足窍阴、至阴均在趾甲角旁。

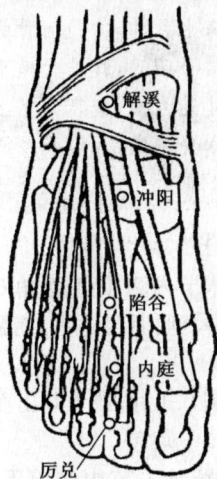

图21

经穴分寸歌

隐白大趾内侧端,大都节前陷中求,
太白节后白肉际,跖骨底前是公孙,
商丘内踝前下寻,踝上三寸三阴交,
踝上六寸漏谷是,阴陵下三地机朝,
胫踝起点阴陵泉,血海髌上二寸现,
箕门血海上六寸,冲门曲骨旁三五,
府舍大横下四三,腹结大横下一三,
脐旁四寸是大横,腹哀大横上三寸,
中庭旁六食窦穴,天溪胸乡周荣上,
大包腋下有六寸,渊腋之下三寸悬。

1. 隐白　SP 1　井穴

【定位】踇趾末节内侧,距趾甲角 0.1 寸(图 22)。

【主治】腹胀,暴泄,月经过多,崩漏,尿血,便血,癫狂,多梦,慢惊风。

【刺灸法】浅刺 0.1 寸,或点刺出血;可灸。

2. 大都　SP 2　荥穴

【定位】第 1 跖趾关节内侧前下方,赤白肉际处(图 22)。

【主治】腹胀,胃痛,食谷不化,呕吐,泄泻,便秘,热病。

【刺灸法】直刺 0.3～0.5 寸;可灸。

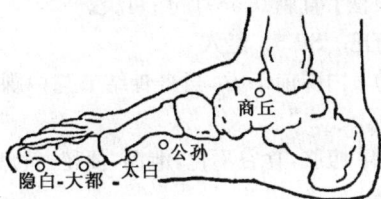

图 22

3. 太白　SP 3　输(原)穴

【定位】第1跖趾关节后下方,赤白肉际处(图23)。

【主治】腹胀,胃痛,食谷不化,呕吐,泄泻,便秘,痔漏,脚气。

【刺灸法】直刺 0.3～0.5 寸;可灸。

4. 公孙　SP 4　络穴　八脉交会穴

【定位】第1跖骨底前下方,赤白肉际处(图23)。

【主治】腹胀,胃痛,食谷不化,呕吐,泄泻,便血,失眠,嗜睡。

【刺灸法】直刺 0.5～1 寸;可灸。

5. 商丘　SP 5　经穴

【定位】内踝前下方,当舟骨结节与内踝尖连线中点(图23)。

【主治】腹胀,食谷不化,泄泻,便秘,黄疸,痔疾,癫狂,足踝痛。

【刺灸法】直刺 0.5～0.8 寸;可灸。

【定位】第 1 跖骨头后下方为太白(第 1 跖骨头前下方为大都),第 1 跖骨底前下方为公孙,内踝前下方为商丘。

【主治】胃肠病。

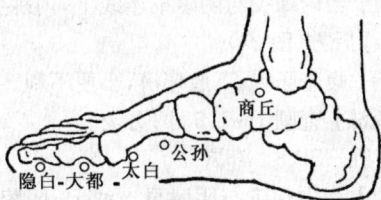

图 23

6. 三阴交　SP 6　足三阴之交会穴

【定位】内踝尖上 3 寸,胫骨内侧缘后方(图 24)。

【主治】腹胀肠鸣,泄泻,月经不调,带下,阴挺,遗精,阳痿,下肢痿痹,湿疹,失眠。

【刺灸法】直刺 1~1.5 寸;可灸。

7. 漏谷　SP 7

【定位】当内踝尖与阴陵泉连线上,内踝尖上 6 寸,胫骨内侧缘后方(图 24)。

【主治】腹胀肠鸣,下肢痿痹,小便不利。

【刺灸法】直刺 1~1.5 寸;可灸。

8. 地机　SP 8　郄穴

【定位】当内踝尖与阴陵泉连线上,阴陵泉下 3 寸(图 24)。

【主治】腹胀泄泻,食欲不振,月经不调,痛经,遗精,小便不利,水肿。

【刺灸法】直刺 1~1.5 寸;可灸。

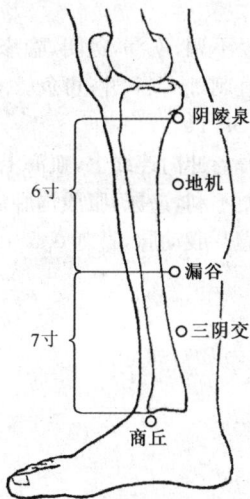

图 24

9. 阴陵泉　SP 9　合穴

【定位】胫骨内侧髁后下方(图 25)。

【主治】腹胀,泄泻,水肿,黄疸,小便不利,膝痛。

【刺灸法】直刺 1～2 寸;可灸。

10. 血海　SP 10

【定位】髌底内侧端上 2 寸,当股四头肌内侧头隆起处(图 25)。

【主治】月经不调,崩漏,经闭,隐疹,湿疹,膝痛。

【刺灸法】直刺 1～1.5 寸;可灸。

11. 箕门　SP 11

【定位】血海与冲门连线上,血海上 6 寸(图 25)。

【主治】小便不利,遗尿,腹股沟肿痛。

【刺灸法】避开股动脉,直刺 0.5～1 寸;可灸。

【定位】胫骨内侧髁后下方为阴陵泉,髌底上 3 寸为血海(与梁丘相对),再上 6 寸为箕门。

【主治】阴陵泉治泄泻、小便不利,血海治月经不调,箕门治腹股沟肿痛。

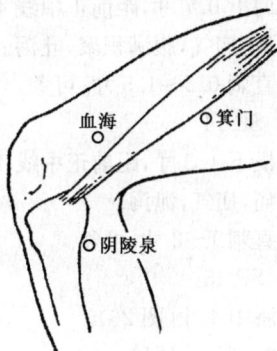

图 25

12. 冲门　SP 12

【定位】距耻骨联合上缘中点 3.5 寸,当髂外动脉的外侧(图 26)。

【主治】腹痛,疝气,痔痛,小便不利。

【刺灸法】避开髂外动脉,直刺 0.5～1 寸;可灸。

13. 府舍　SP 13

【定位】冲门上 0.7 寸,距前正中线 4 寸(图 26)。

【主治】腹痛,疝气,腹满积聚,吐泻。

【刺灸法】直刺 0.5～1.5 寸;可灸。

14. 腹结　SP 14

【定位】大横下 1.3 寸,距前正中线 4 寸(图 26)。

【主治】腹痛,疝气,泄泻。

【刺灸法】直刺 1～2 寸;可灸。

15. 大横　SP 15

【定位】距脐中 4 寸(图 26)。

【主治】腹痛,泄泻,便秘。

【刺灸法】直刺 1～2 寸;可灸。

16. 腹哀　SP 16

【定位】脐上 3 寸,距前正中线 4 寸(图 26)。

【主治】腹痛,消化不良,泄泻,便秘。

【刺灸法】直刺 1～1.5 寸;可灸。

记忆要点

【定位】府舍、腹结、大横、腹哀均位于腹部第3侧线上。大横与神阙、肓俞、天枢、带脉相平,腹哀与建里、石关、关门相平,冲门与曲骨相平。

【主治】腹痛。

【刺灸法】均不宜深刺,避免伤及内脏。

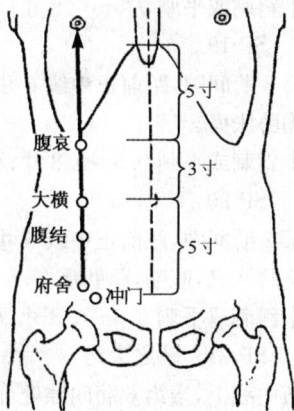

图 26

17.　食窦　SP 17

【定位】第 5 肋间隙,距前正中线 6 寸(图 27)。

【主治】腹胀肠鸣,呕吐,嗳气,水肿,胸胁胀满。

【刺灸法】斜刺或平刺 0.5~0.8 寸;可灸。

18.　天溪　SP 18

【定位】第 4 肋间隙,距前正中线 6 寸(图 27)。

【主治】胸痛,咳嗽,乳痈,乳汁少。

【刺灸法】斜刺或平刺 0.5~0.8 寸;可灸。

19.　胸乡　SP 19

【定位】第 3 肋间隙,距前正中线 6 寸(图 27)。

【主治】胸胁胀痛。

【刺灸法】斜刺或平刺 0.5~0.8 寸;可灸。

20.　周荣　SP 20

【定位】第 2 肋间隙,距前正中线 6 寸(图 27)。

【主治】胸胁胀满,咳喘,胁肋痛。

【刺灸法】斜刺或平刺 0.5~0.8 寸;可灸。

21.　大包　SP 21　脾之大络

【定位】腋中线上,当第 6 肋间隙处(图 27)。

【主治】胸胁痛,气喘,全身疼痛,四肢无力。

【刺灸法】斜刺或平刺 0.5~0.8 寸;可灸。

【定位】食窦、天溪、胸乡、周荣均位于胸部第3侧线上,彼此相距一肋。大包与极泉、渊腋均在腋中线上。

【主治】胸胁痛。

【刺灸法】不宜深刺,以免产生气胸。

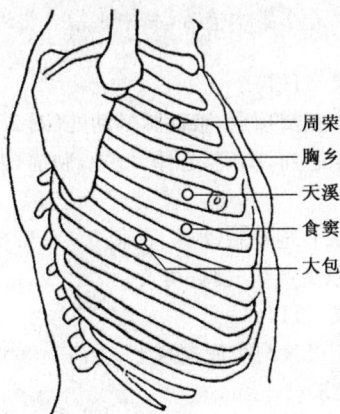

周荣
胸乡
天溪
食窦
大包

图 27

五、手少阴心经经穴

1. **极泉　HT 1**

【定位】腋窝顶点,腋动脉搏动处(图28)。

【主治】心痛,胸闷,心悸,气短,胁痛,四肢不举,瘰疬,腋臭。

【刺灸法】避开腋动脉,直刺 0.3～0.5 寸,且不可向内深刺,以免产生气胸;可灸。

2. **青灵　HT 2**

【定位】极泉与少海连线上,少海上 3 寸,肱二头肌尺侧缘(图28)。

【主治】头痛,胁痛,肩臂痛。

【刺灸法】避开肱动脉,直刺 0.3～0.5 寸;可灸。

3. **少海　HT 3　合穴**

【定位】屈肘,在肘横纹内侧端与肱骨内上髁连线的中点(图28)。

【主治】心痛,肘臂痛麻,腋胁痛,头颈痛,牙痛眩晕,癫痫。

【刺灸法】避开肱动脉,直刺0.5~1寸;可灸。

记忆要点

【定位】腋窝顶点为极泉,少海上3寸为青灵,肘横纹内侧端为少海(与曲池、尺泽、曲泽、小海相平)。

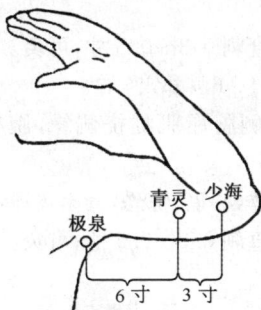

图28

4. 灵道 HT 4 经穴

【定位】尺侧腕屈肌腱桡侧缘,腕横纹上 1.5 寸(图 29)。

【主治】心悸,心痛,悲恐善笑,暴喑,腕臂挛急。

【刺灸法】直刺 0.3~0.4 寸;可灸。

5. 通里 HT 5 络穴

【定位】尺侧腕屈肌腱桡侧缘,腕横纹上 1 寸(图 29)。

【主治】心悸,舌强不语,悲恐畏人,暴喑,腕臂痛。

【刺灸法】直刺 0.3~0.5 寸;可灸。

6. 阴郄 HT 6 郄穴

【定位】尺侧腕屈肌腱桡侧缘,腕横纹上 0.5 寸(图 29)。

【主治】心悸,心痛,惊恐,骨蒸盗汗,吐血,衄血。

【刺灸法】直刺 0.3~0.5 寸;可灸。

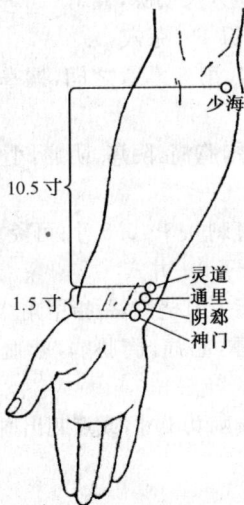

图 29

7. 神门　HT 7　输(原)穴

【定位】掌侧腕横纹尺侧端,尺侧腕屈肌腱桡侧缘(图30)。

【主治】心悸,心痛,健忘,失眠,目黄胁痛,呕血,便血,头痛眩晕,痴呆,癫狂痫。

【刺灸法】避开尺动脉,直刺 0.3～0.5 寸;可灸。

8. 少府　HT 8　荥穴

【定位】第 4、第 5 掌骨之间,握拳时,当小指尖下(图30)。

【主治】心悸,胸痛,阴痒,阴痛,小便不利,善笑,悲恐善惊。

【刺灸法】直刺 0.3～0.5 寸;可灸。

9. 少冲　HT 9　井穴

【定位】小指末节桡侧,距指甲角 0.1 寸(图30)。

【主治】心悸,心痛,胸胁痛,吐血,便血,癫狂,热病,昏迷。

【刺灸法】浅刺 0.1 寸,或点刺出血;可灸。

【定位】神门与太渊、大陵相平,握拳时小指尖下为少府,少冲与少泽相对。

【主治】心胸、神志病。

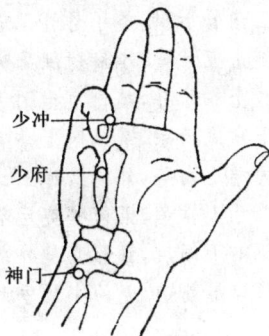

图 30

六、手太阳小肠经经穴

经穴分寸歌

少泽小指外侧端,前谷节前外侧觅,
后溪节后握拳取,腕骨三角骨前当,
阳谷三角骨后讨,转手骨开觅养老,
支正腕上五寸量,小海肘踝鹰嘴中,
肩贞腋上一寸寻,臑俞贞上冈下缘,
肩冈下窝是天宗,秉风冈上举有空,
曲垣冈端上内陷,外俞陶道三寸从,
中俞二寸大椎旁,天窗扶突后陷详。
天容肌前下颌后,颧髎颧骨外眦量,
听宫张口屏前中,此为小肠手太阳。

1. 少泽　SI 1　井穴

【定位】小指末节尺侧,距指甲角 0.1 寸(图 31)。

【主治】头痛,耳聋,耳鸣,咽喉肿痛,乳汁少,热病,昏迷。

【刺灸法】斜刺 0.1 寸,或点刺出血;可灸。

2. 前谷　SI 2　荥穴

【定位】微握拳,第 5 掌指关节前横纹头,赤白肉际处(图 31)。

【主治】头痛，目痛，耳鸣，鼻塞，咽喉肿痛，热病汗不出，癫痫，手指麻木。

【刺灸法】直刺 0.2～0.3 寸；可灸。

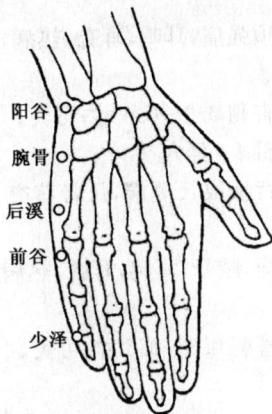

阳谷
腕骨
后溪
前谷
少泽

图 31

3. 后溪　SI 3　输穴　八脉交会穴

【定位】微握拳,第5掌指关节后横纹头,赤白肉际处(图32)。

【主治】头项强痛,耳鸣,耳聋,目赤,盗汗,热病,癫痫,疟疾,手指及肘臂挛痛。

【刺灸法】直刺0.5～0.8寸;可灸。

4. 腕骨　SI 4　原穴

【定位】第5掌骨底与钩骨之间,赤白肉际处(图32)。

【主治】头项强痛,耳鸣,耳聋,热病,惊风,黄疸,颈颌肿,指挛腕痛。

【刺灸法】直刺0.3～0.5寸;可灸。

5. 阳谷　SI 5　经穴

【定位】腕背横纹尺侧端,尺骨茎突与三角骨之间(图32)。

【主治】头痛,眩晕,耳鸣,耳聋,热病无汗,癫狂,颈颌肿,腕臂痛。

【刺灸法】直刺0.3～0.5寸;可灸。

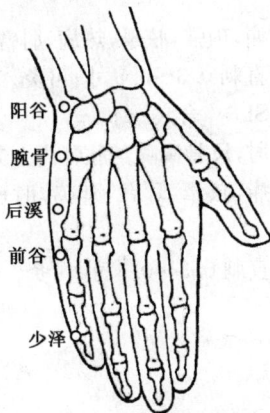

图 32

6. 养老　SI 6　郄穴

【定位】手掌向胸,尺骨茎突桡侧凹陷中(图 33)。

【主治】目视不明,肩背肘臂酸痛,急性腰痛。

【刺灸法】直刺或斜刺 0.5～0.8 寸;可灸。

7. 支正　SI 7　络穴

【定位】阳谷与小海连线上,腕背横纹上 5 寸(图 33)。

【主治】头痛,项强,眩晕,热病,肘臂挛痛,癫狂。

【刺灸法】直刺 0.3～0.5 寸;可灸。

8. 小海　SI 8　合穴

【定位】屈肘,尺骨鹰嘴与肱骨内上髁之间(图 33)。

【主治】头痛,眩晕,耳聋,耳鸣,肘臂挛痛,小指麻木,癫痫。

【刺灸法】直刺 0.3～0.5 寸;可灸。

记忆要点

【定位】尺骨茎突桡侧、转手骨开为养老,腕背横纹上 5 寸为支正,尺骨鹰嘴与肱骨内上髁之间为小海。

【主治】养老治急性腰痛,支正、小海治头痛、眩晕、癫狂。

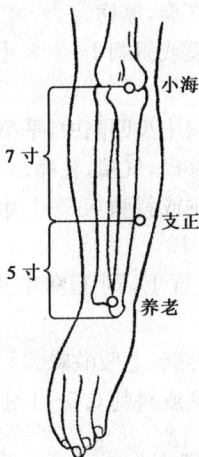

图 33

9. 肩贞 SI 9

【定位】臂内收时,腋后纹头上1寸(图34)。

【主治】肩臂疼痛,瘰疬。

【刺灸法】直刺1~1.5寸;可灸。

10. 臑俞 SI 10

【定位】臂内收时,腋后纹头直上,肩胛冈下缘凹陷中(图34)。

【主治】肩臂疼痛,瘰疬。

【刺灸法】直刺或斜刺1~1.5寸;可灸。

11. 天宗 SI 11

【定位】冈下窝中央凹陷中,平第4胸椎(图34)。

【主治】肩胛疼痛,气喘,乳痈。

【刺灸法】直刺或斜刺0.5~1寸;可灸。

12. 秉风 SI 12

【定位】天宗直上,冈上窝中央,举臂有凹陷处(图34)。

【主治】肩胛疼痛,上肢酸麻。

【刺灸法】直刺或斜刺0.5~1寸;可灸。

13. 曲垣 SI 13

【定位】冈上窝内侧端,当臑俞与第2胸椎棘突连线的中点(图34)。

【主治】肩胛疼痛。

【刺灸法】直刺或向外斜刺 0.5～1 寸，不宜向内斜刺、深刺，以免产生气胸；可灸。

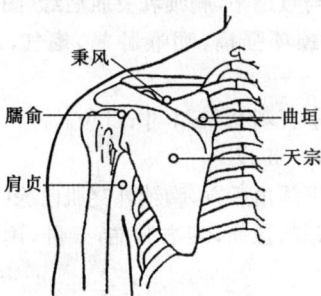

图 34

14. 肩外俞　SI 14

【定位】第 1 胸椎棘突下,旁开 3 寸(图 35)。

【主治】肩背疼痛,颈项强痛。

【刺灸法】斜刺 0.3～0.8 寸;可灸。

15. 肩中俞　SI 15

【定位】第 7 颈椎棘突下,旁开 2 寸(图 35)。

【主治】咳喘,肩背疼痛。

【刺灸法】斜刺 0.3～0.8 寸;可灸。

16. 天窗　SI 16

【定位】与喉结平,胸锁乳突肌后缘(图 36)。

【主治】颈项强痛,咽喉肿痛,瘿气,暴喑,耳鸣,耳聋。

【刺灸法】直刺 0.5～1 寸;可灸。

17. 天容　SI 17

【定位】下颌角后方,胸锁乳突肌前缘(图 36)。

【主治】颈项强痛,咽喉肿痛,颊肿,瘿气,瘰疬,耳鸣,耳聋。

【刺灸法】避开颈内动脉,直刺 0.5～1 寸;可灸。

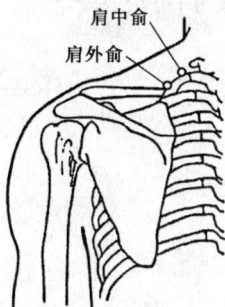

图 35

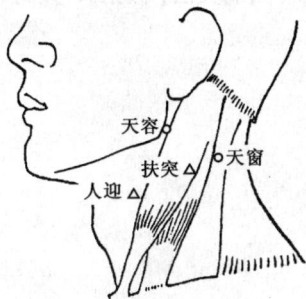

图 36

18. 颧髎　SI 18

【定位】目外眦直下,颧骨下缘凹陷处(图 37)。

【主治】口眼㖞斜,眼睑眴动,牙痛,面痛,目黄。

【刺灸法】直刺 0.5～1 寸;可灸。

19. 听宫　SI 19

【定位】耳屏前,下颌骨髁突后方,张口呈凹陷处
(图 37)。

【主治】耳鸣,耳聋,聤耳,牙痛。

【刺灸法】微张口,直刺 0.5～1 寸;可灸。

【定位】颧骨下缘取颧髎,耳屏前取听宫(其上方
有耳门,下方有听会)。

【主治】颧骨治口齿目病,听宫治耳鸣、耳聋。

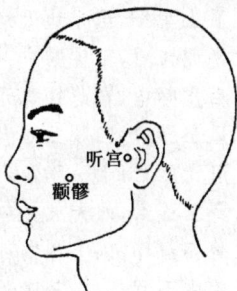

图 37

七、足太阳膀胱经经穴

经穴分寸歌

内眦外上是睛明，眉头陷中取攒竹，
眉冲直上入发际，曲差神庭旁寸五，
五处直后上星平，承光通天络却穴，
相去寸半调匀看，玉枕脑户一寸三，
天柱项后发际中，自此挟脊开寸五，
一杼二风三肺俞，四厥五心六督俞，
七膈九肝十胆俞，十一脾俞十二胃，
一焦二肾三气海，四大五关一小肠，
二胱三膂四白环，以上各穴可推之，
更有上次中下髎，一二三四骶后孔，
尾骨之旁会阳穴，承扶臀下横纹中，
殷门承扶下六寸，浮郄委阳上一寸，
委阳腘窝外筋旁，委中穴在腘纹中，
第2侧线再细详，再从脊旁开三寸，
二附三魄四膏肓，五堂六谚七膈关，
九魂十纲十一意，十二胃仓一肓门，
二志二胞四秩边，委中下二寻合阳，
承筋合阳下三寸，承山腨下分肉间，

飞扬昆仑上七寸,跗阳昆仑上三寸,
昆仑后跟陷中央,仆参跟下脚边上,
申脉外踝下方张,金门申前墟后取,
京骨外侧骨际量,束骨节后肉际乡,
通谷节前陷中强,至阴小趾外侧端。

1. 睛明　BL 1

【定位】目内眦角稍上方凹陷中(图 38)。

【主治】目赤肿痛,头痛,眩晕,内眦痒痛,目翳,目视不明,近视,夜盲,急性腰痛。

【刺灸法】患者闭目,医生左手将眼球推向外固定,针沿眼眶边缘缓缓刺入 0.5～1 寸,少捻转、不提插,以免伤及血管引起血肿;禁灸。

2. 攒竹　BL 2

【定位】眉头凹陷处(图 38)。

【主治】头痛,眩晕,眉棱骨痛,目赤肿痛,目视不明,近视,眼睑瞤动,口眼㖞斜,呃逆。

【刺灸法】向下斜刺 0.3～0.5 寸,或透刺鱼腰 0.5～0.8 寸;可灸。

【定位】目内眦外上方为晴明,眉毛内侧端为攒竹。

【主治】眼病。

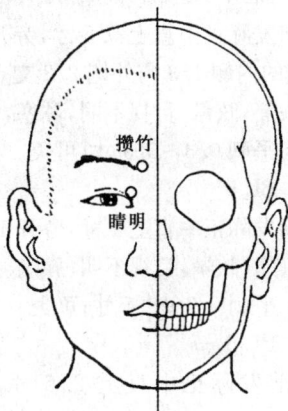

图 38

3. 眉冲 BL 3

【定位】攒竹直上入发际 0.5 寸(图 39)。

【主治】头痛,眩晕,目视不明,鼻塞。

【刺灸法】平刺 0.3～0.5 寸;可灸。

4. 曲差 BL 4

【定位】前发际正中直上 0.5 寸,旁开 1.5 寸;或神庭与头维连线的内侧 1/3 与外侧 2/3 交点处(图 39)。

【主治】头痛,眩晕,目视不明,鼻塞,鼻衄。

【刺灸法】平刺 0.3～0.5 寸;可灸。

5. 五处 BL 5

【定位】前发际正中直上 1 寸,旁开 1.5 寸(图 39)。

【主治】头痛,眩晕,目视不明,癫痫。

【刺灸法】平刺 0.3～0.5 寸;可灸。

6. 承光 BL 6

【定位】前发际正中直上 2.5 寸,旁开 1.5 寸(图 39)。

【主治】头痛,眩晕,目视不明,鼻塞。

【刺灸法】平刺 0.3～0.5 寸;可灸。

7. 通天 BL 7

【定位】前发际正中直上 4 寸,旁开 1.5 寸(图 39)。

【主治】头痛,眩晕,目视不明,鼻塞,鼻渊。

【刺灸法】平刺 0.3～0.5 寸;可灸。

8. 络却　BL 8

【定位】前发际正中直上 5.5 寸,旁开 1.5 寸(图 39)。

【主治】眩晕,目视不明,鼻塞,癫痫。

【刺灸法】平刺 0.3～0.5 寸;可灸。

记忆要点

【定位】眉冲、曲差与神庭、头维、本神、头临泣均在一直线上(入前发际 0.5 寸)。曲差、五处、承光、通天、络却均在一直线上,后四穴彼此相距 1.5 寸。

【主治】头、目、鼻病。

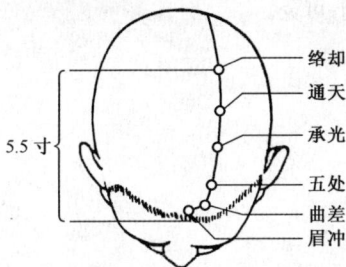

图 39

9. 玉枕　BL 9

【定位】后发际正中直上 2.5 寸,旁开 1.3 寸,平枕外隆凸上缘(图 40)。

【主治】头项痛,目痛,鼻塞。

【刺灸法】平刺 0.3～0.5 寸;可灸。

10. 天柱　BL 10

【定位】后发际正中直上 0.5 寸,旁开 1.3 寸,当斜方肌外侧缘(图 40)。

【主治】头痛,项强,鼻塞,目赤肿痛,咽肿,肩背痛。

【刺灸法】平刺 0.5～1 寸,不可向内上方深刺,以免伤及延髓;可灸。

【定位】天柱与哑门相平,玉枕与脑户相平。

【主治】头痛,眩晕,鼻塞。

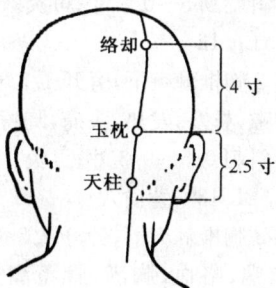

图 40

11. 大杼　BL 11　骨会

【定位】第1胸椎棘突下,旁开1.5寸(图41)。

【主治】咳嗽,鼻塞,发热,头痛,咽喉肿痛,肩背痛,项强。

【刺灸法】斜刺0.5～0.8寸;可灸。

12. 风门　BL 12

【定位】第2胸椎棘突下,旁开1.5寸(图41)。

【主治】咳嗽,鼻塞,发热,头痛,胸背痛,项强。

【刺灸法】斜刺0.5～0.8寸;可灸。

13. 肺俞　BL 13　背俞穴

【定位】第3胸椎棘突下,旁开1.5寸(图41)。

【主治】咳喘,咯血,胸满,骨蒸潮热,盗汗,咽喉肿痛。

【刺灸法】斜刺0.5～0.8寸;可灸。

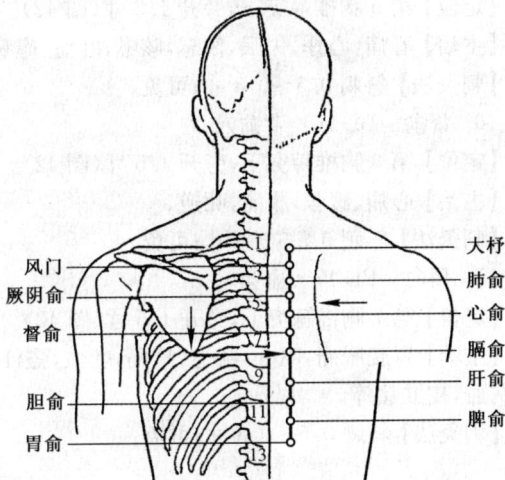

风门
厥阴俞
督俞
胆俞
胃俞

大杼
肺俞
心俞
膈俞
肝俞
脾俞

图 41

14. 厥阴俞　BL 14　背俞穴

【定位】第4胸椎棘突下,旁开1.5寸(图42)。

【主治】心痛,心悸,胸闷,咳嗽,呕吐。

【刺灸法】斜刺0.5～0.8寸;可灸。

15. 心俞　BL 15　背俞穴

【定位】第5胸椎棘突下,旁开1.5寸(图42)。

【主治】心痛,心悸,失眠,健忘,咳嗽,吐血,癫痫。

【刺灸法】斜刺0.5～0.8寸;可灸。

16. 督俞　BL 16　背俞穴

【定位】第6胸椎棘突下,旁开1.5寸(图42)。

【主治】心痛,腹胀,腹痛,呃逆。

【刺灸法】斜刺0.5～0.8寸;可灸。

17. 膈俞　BL 17　血会

【定位】第7胸椎棘突下,旁开1.5寸(图42)。

【主治】胃脘胀痛,呕吐,呃逆,噎膈,吐血,盗汗,背痛,贫血,皮肤瘙痒。

【刺灸法】斜刺0.5～0.8寸;可灸。

【定位】均位于背部第 1 侧线上,彼此相距一椎。

【主治】厥阴俞、心俞、督俞治心病,膈俞治血病、胃病。

【刺灸法】不可深刺,以免产生气胸。

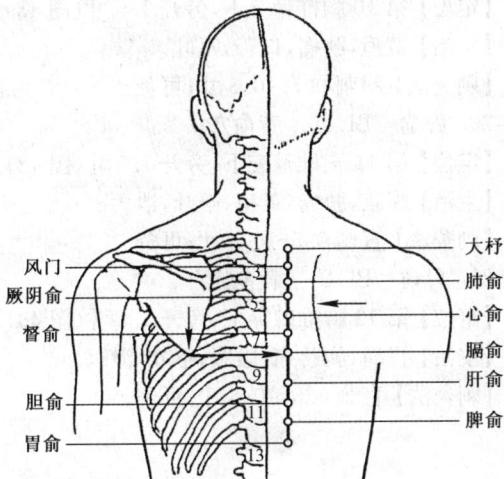

图 42

18. 肝俞　BL 18　背俞穴

【定位】第9胸椎棘突下,旁开1.5寸(图43)。

【主治】黄疸,胁痛,目赤,眩晕,吐血,衄血,背痛,癫痫。

【刺灸法】斜刺0.5～0.8寸;可灸。

19. 胆俞　BL 19　背俞穴

【定位】第10胸椎棘突下,旁开1.5寸(图43)。

【主治】黄疸,胁痛,口苦,呕吐。

【刺灸法】斜刺0.5～0.8寸;可灸。

20. 脾俞　BL 20　背俞穴

【定位】第11胸椎棘突下,旁开1.5寸(图43)。

【主治】腹胀,胁痛,黄疸,呕吐,泄泻。

【刺灸法】直刺0.5～0.8寸;可灸。

21. 胃俞　BL 21　背俞穴

【定位】第12胸椎棘突下,旁开1.5寸(图43)。

【主治】胃痛,胸胁痛,腹胀,呕吐,泄泻。

【刺灸法】直刺0.5～0.8寸;可灸。

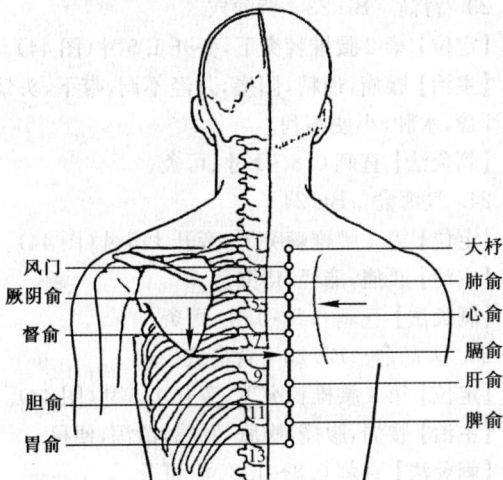

图 43

22. 三焦俞　BL 22　背俞穴

【定位】第1腰椎棘突下,旁开1.5寸(图44)。

【主治】腹胀,肠鸣,呕吐,泄泻,水肿,小便不利,腰背强痛。

【刺灸法】直刺0.8~1寸;可灸。

23. 肾俞　BL 23　背俞穴

【定位】第2腰椎棘突下,旁开1.5寸(图44)。

【主治】腰痛,遗精,阳痿,月经不调,带下,头晕,耳鸣,耳聋,水肿,小便不利。

【刺灸法】直刺0.8~1寸;可灸。

24. 气海俞　BL 24

【定位】第3腰椎棘突下,旁开1.5寸(图44)。

【主治】腰痛,痛经,痔漏。

【刺灸法】直刺0.8~1寸;可灸。

25. 大肠俞　BL 25　背俞穴

【定位】第4腰椎棘突下,旁开1.5寸(图44)。

【主治】腰痛,腹痛,腹胀,肠鸣,泄泻,便秘。

【刺灸法】直刺0.8~1.2寸;可灸。

26. 关元俞　BL 26

【定位】第5腰椎棘突下,旁开1.5寸(图44)。

【主治】腰痛,腹胀,泄泻,小便不利,遗尿。

【刺灸法】直刺0.8~1.2寸;可灸。

【定位】均位于腰部第1侧线上,彼此相距一椎。

【主治】三焦俞治水液病,肾俞、气海俞治肾病,大肠俞、关元俞治大肠病。

【刺灸法】不可深刺,以免刺伤内脏。

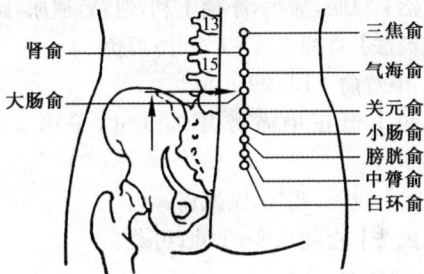

图 44

27. 小肠俞　BL 27　背俞穴

【定位】骶正中嵴旁开 1.5 寸,平第 1 骶后孔(图 45)。

【主治】腹胀,泄泻,尿血,遗精,遗尿,腰腿痛。

【刺灸法】直刺 0.8～1.2 寸;可灸。

28. 膀胱俞　BL 28　背俞穴

【定位】骶正中嵴旁开 1.5 寸,平第 2 骶后孔(图 45)。

【主治】腹胀,泄泻,小便不利,遗精,遗尿,腰腿痛。

【刺灸法】直刺 0.8～1.2 寸;可灸。

29. 中膂俞　BL 29

【定位】骶正中嵴旁开 1.5 寸,平第 3 骶后孔
(图 45)。

【主治】泄泻,疝气,腰骶痛。

【刺灸法】直刺 0.8～1 寸;可灸。

30. 白环俞　BL 30

【定位】骶正中嵴旁开 1.5 寸,平第 4 骶后孔
(图 45)。

【主治】带下,月经不调,遗精,疝气,腰骶痛。

【刺灸法】直刺 1～1.5 寸;可灸。

【定位】均位于骶部第 1 侧线上,彼此相距一椎。

【主治】小肠俞治小肠病,膀胱俞治膀胱病,中膂俞、白环俞治腰骶病。

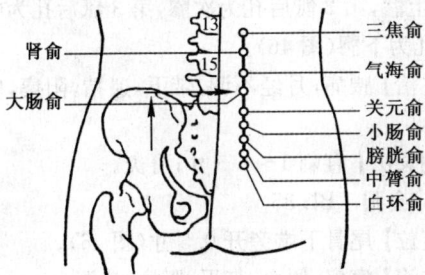

肾俞 —

大肠俞 —

三焦俞

气海俞

关元俞

小肠俞

膀胱俞

中膂俞

白环俞

图 45

31. 上髎　BL 31

32. 次髎　BL 32

33. 中髎　BL 33

34. 下髎　BL 34

【定位】上述四穴,左右共八穴,合称八髎。第 1 骶后孔为上髎,第 2 骶后孔为次髎,第 3 骶后孔为中髎,第 4 骶后孔为下髎(图 46)。

【主治】腰痛,月经不调,带下,遗精,阳痿,便秘,小便不利。

【刺灸法】直刺 1～1.5 寸;可灸。

35. 会阳　BL 35

【定位】尾骨下端旁开 0.5 寸(图 46)。

【主治】痔疾,便血,带下,阳痿,泄泻。

【刺灸法】直刺 1～1.5 寸;可灸。

【定位】骶后孔为八髎，尾骨尖旁 0.5 寸为会阳。

【主治】男科、妇科病。

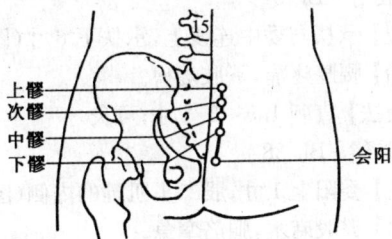

图 46

36. 承扶 BL 36

【定位】大腿后面,臀横纹中点(图 47)。

【主治】腰、骶、臀、股部疼痛,痔疾。

【刺灸法】直刺 1.5～2.5 寸;可灸。

37. 殷门 BL 37

【定位】承扶与委中连线上,承扶下 6 寸(图 47)。

【主治】腰腿疼痛,下肢痿痹。

【刺灸法】直刺 1.5～2.5 寸;可灸。

38. 浮郄 BL 38

【定位】委阳上 1 寸,股二头肌腱的内侧(图 47)。

【主治】臀股麻木,腘筋挛急。

【刺灸法】直刺 0.5～1 寸;可灸。

39. 委阳 BL 39 三焦下合穴

【定位】腘横纹外侧端,股二头肌腱的内侧(图 47)。

【主治】腰脊强痛,腿足挛痛,小腹胀满,小便不利。

【刺灸法】直刺 1～1.5 寸;可灸。

40. 委中 BL 40 合穴

【定位】腘横纹中点,股二头肌腱与半腱肌腱中间(图 47)。

【主治】腰背痛,腘筋挛急,下肢痿痹,腹痛,急性吐泻,丹毒。

【刺灸法】直刺 1～1.5 寸,或点刺出血;可灸。

【定位】承扶、殷门、委中在一连线上。委阳、委中与阴谷均在腘横纹上（委阳在外侧，委中在中间，阴谷在内侧）。

【主治】腰腿痛。

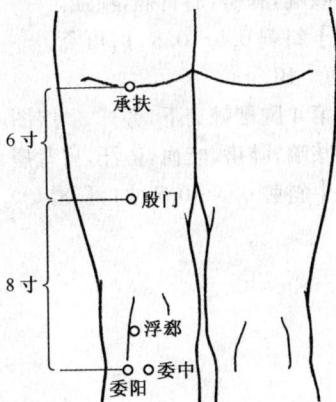

图 47

41. 附分　BL 41

【定位】第2胸椎棘突下,旁开3寸(图48)。

【主治】颈项强痛,肩背拘急,肘臂麻木。

【刺灸法】斜刺0.5～0.8寸;可灸。

42. 魄户　BL 42

【定位】第3胸椎棘突下,旁开3寸(图48)。

【主治】咳喘,肺痨,肩背痛,项强。

【刺灸法】斜刺0.5～0.8寸;可灸。

43. 膏肓　BL 43

【定位】第4胸椎棘突下,旁开3寸(图48)。

【主治】咳喘,肺痨,吐血,盗汗,肩背痛,虚损诸疾。

【刺灸法】斜刺0.5～0.8寸;可灸。

【定位】均位于背部第 2 侧线上,彼此相距一椎。

【主治】附分治肩背项痛,魄户、膏肓治肺痨、咳喘。

【刺灸法】不可深刺,以免产生气胸。

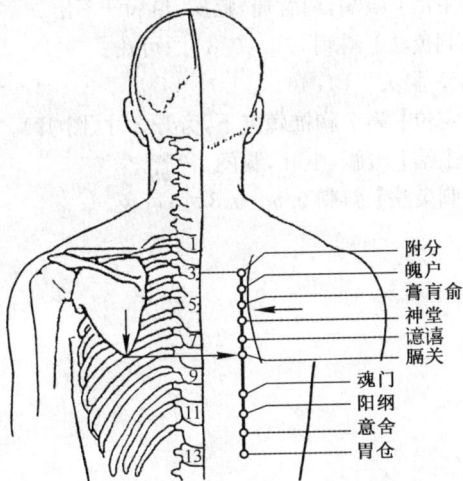

附分
魄户
膏肓俞
神堂
譩譆
膈关
魂门
阳纲
意舍
胃仓

图 48

44. 神堂　BL 44

【定位】第 5 胸椎棘突下,旁开 3 寸(图 49)。

【主治】咳喘,胸闷,肩背痛。

【刺灸法】斜刺 0.5～0.8 寸;可灸。

45. 谚谀　BL 45

【定位】第 6 胸椎棘突下,旁开 3 寸(图 49)。

【主治】咳喘,肩背痛,疟疾,热病汗不出。

【刺灸法】斜刺 0.5～0.8 寸;可灸。

46. 膈关　BL 46

【定位】第 7 胸椎棘突下,旁开 3 寸(图 49)。

【主治】噎膈,呕吐,胸闷,背痛。

【刺灸法】斜刺 0.5～0.8 寸;可灸。

【定位】均位于背部第 2 侧线上,彼此相距
一椎。

【主治】神堂、讀讀治咳喘、肩背痛,膈关治噎膈,
呕吐。

【刺灸法】不可深刺,以免产生气胸。

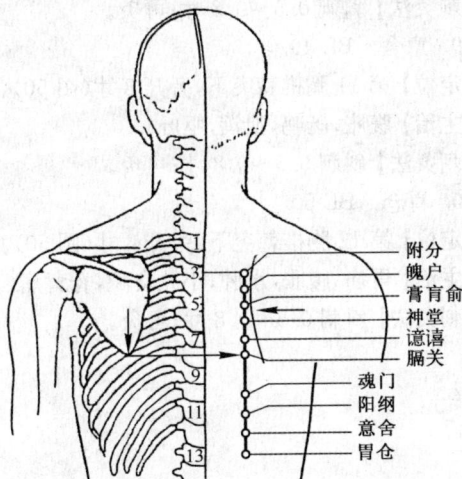

附分
魄户
膏肓俞
神堂
讀讀
膈关

魂门
阳纲
意舍
胃仓

图 49

47. 魂门　BL 47

【定位】第 9 胸椎棘突下,旁开 3 寸(图 50)。

【主治】呕吐,肠鸣,泄泻,胸胁胀痛,背痛。

【刺灸法】斜刺 0.5～0.8 寸;可灸。

48. 阳纲　BL 48

【定位】第 10 胸椎棘突下,旁开 3 寸(图 50)。

【主治】腹痛,肠鸣,泄泻,黄疸,消渴。

【刺灸法】斜刺 0.5～0.8 寸;可灸。

49. 意舍　BL 49

【定位】第 11 胸椎棘突下,旁开 3 寸(图 50)。

【主治】腹胀,肠鸣,泄泻,呕吐。

【刺灸法】斜刺 0.5～0.8 寸;可灸。

50. 胃仓　BL 50

【定位】第 12 胸椎棘突下,旁开 3 寸(图 50)。

【主治】胃痛,腹胀,水肿,小儿食积,脊背痛。

【刺灸法】斜刺 0.5～0.8 寸;可灸。

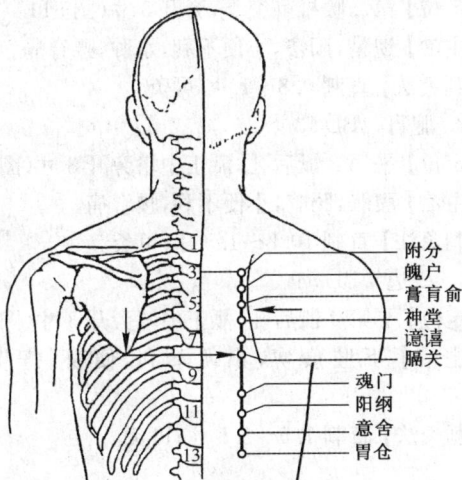

图 50

51. 肓门　BL 51

【定位】第1腰椎棘突下,旁开3寸(图51)。

【主治】腹痛,痞块,便秘。

【刺灸法】直刺0.8~1寸;可灸。

52. 志室　BL 52

【定位】第2腰椎棘突下,旁开3寸(图51)。

【主治】遗精,阳痿,小便不利,水肿,腰脊痛。

【刺灸法】直刺0.8~1寸;可灸。

53. 胞肓　BL 53

【定位】平第2骶后孔,骶正中嵴旁开3寸(图51)。

【主治】腹胀,肠鸣,小便不利,腰脊痛。

【刺灸法】直刺10.8~1.5寸;可灸。

54. 秩边　BL 54

【定位】平第4骶后孔,骶正中嵴旁开3寸(图51)。

【主治】下肢痿痹,小便不利,便秘,痔疾,腰骶痛。

【刺灸法】直刺1.5~2.5寸;可灸。

【定位】均位于腰骶部第 2 侧线上,肓门与悬枢、三焦俞相平,志室与命门、肾俞相平,胞肓与次髎相平,秩边与下髎相平。

【主治】腰骶病、前后阴病。

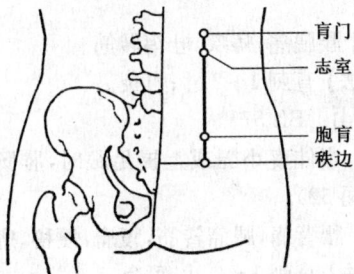

图 51

55. 合阳　　BL 55

【定位】委中与承山连线上,委中下 2 寸(图 52)。

【主治】下肢痿痹,腰脊强痛,疝气。

【刺灸法】直刺 1～1.5 寸;可灸。

56. 承筋　　BL 56

【定位】委中与承山连线上,腓肠肌腹中央,委中下 5 寸(图 52)。

【主治】腰腿痛,痔疾,吐泻转筋。

【刺灸法】直刺 1～2 寸;可灸。

57. 承山　　BL 57

【定位】当伸直小腿或上提足跟时,腓肠肌腹下出现凹陷处(图 52)。

【主治】腰背痛,腿痛转筋,腹痛,便秘,痔疾。

【刺灸法】直刺 1～2 寸;可灸。

58. 飞扬　　BL 58　　络穴

【定位】昆仑直上 7 寸,承山外下方 1 寸处(图 52)。

【主治】腰腿痛,头痛,眩晕,痔疾,便秘,癫狂。

【刺灸法】直刺 1～1.5 寸;可灸。

59. 跗阳　　BL 59　　阳蹻郄穴

【定位】昆仑直上 3 寸(图 52)。

【主治】腰骶痛,下肢痿痹,头痛。

【刺灸法】直刺 0.8～1.2 寸;可灸。

【定位】委中、合阳、承筋、承山均在一直线上。

【主治】腰腿痛。

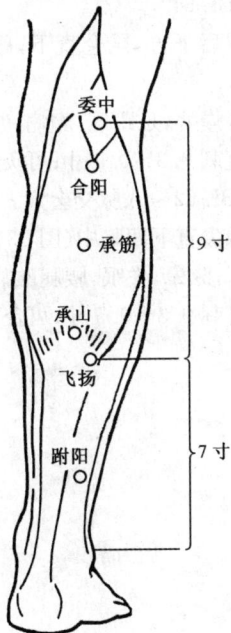

图 52

60. 昆仑　　BL 60　　经穴

【定位】外踝尖与跟腱之间凹陷处(图53)。

【主治】腰背痛,足跟痛,头痛,项强,癫痫,难产。

【刺灸法】直刺 0.5~1 寸,孕妇禁针;可灸。

61. 仆参　　BL 61

【定位】外踝后下方,昆仑直下,跟骨外侧凹陷,赤白肉际处(图53)。

【主治】下肢痿痹,足跟痛,癫痫。

【刺灸法】直刺 0.3~0.5 寸;可灸。

62. 申脉　　BL 62　　八脉交会穴

【定位】外踝尖直下凹陷中(图53)。

【主治】头痛,眩晕,失眠,腰腿酸痛,癫狂痫,失眠。

【刺灸法】直刺 0.3~0.5 寸;可灸

　　【定位】外踝尖后方取昆仑(与太溪相对),昆仑直下取仆参,外踝尖直下取申脉(与照海相对)。

　　【主治】腰痛,头痛,癫痫。

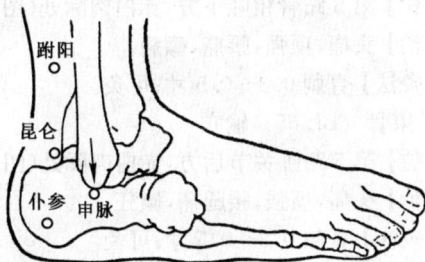

图53

63. 金门　BL 63　郄穴

【定位】外踝前缘直下,骰骨外侧处(图 54)。

【主治】头痛,外踝痛,下肢痿痹,腰痛,癫痫。

【刺灸法】直刺 0.3～0.5 寸;可灸。

64. 京骨　BL 64　原穴

【定位】第 5 跖骨粗隆下方,赤白肉际处(图 54)。

【主治】头痛,项强,腰痛,癫痫。

【刺灸法】直刺 0.3～0.5 寸;可灸。

65. 束骨　BL 65　输穴

【定位】第 5 跖趾关节后方,赤白肉际处(图 54)。

【主治】头痛,项强,腰腿痛,癫狂。

【刺灸法】直刺 0.3～0.5 寸;可灸。

66. 足通谷　BL 66　荥穴

【定位】第 5 跖趾关节前方,赤白肉际处(图 54)。

【主治】头痛,项痛,鼻衄,癫狂。

【刺灸法】直刺 0.3～0.5 寸;可灸。

67. 至阴　BL 67　井穴

【定位】足小趾末节外侧,距趾甲角 0.1 寸(图 54)。

【主治】头痛,目痛,鼻衄,胎位不正,难产。

【刺灸法】浅刺 0.1 寸;可灸。

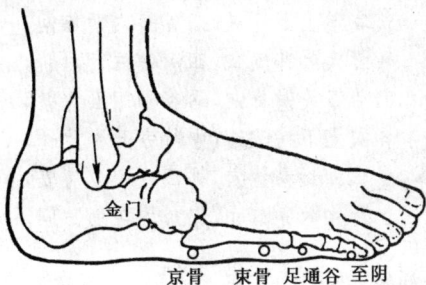

京骨　束骨　足通谷　至阴

图 54

八、足少阴肾经经穴

经穴分寸歌

足心陷中是涌泉，然谷踝前舟骨边，
太溪内踝跟腱间，大钟溪下五分见，
水泉溪下一寸觅，照海踝下凹陷中，
复溜溪上二寸取，交信溜前胫骨后，
筑宾溪上五寸寻，阴谷膝内两筋间，
横骨大赫并气穴，四满中注肓俞脐，
商曲石关阴都穴，通谷幽门五穴缠，
各穴上下一寸连，中行旁开半寸边，
步廊神封灵墟穴，神藏或中俞府安，
上行寸六旁二寸，穴穴均在肋隙间。

1. 涌泉 KI 1 井穴

【定位】蜷足时，足前部凹陷处，当足底第2、第3趾趾缝纹端与足跟连线的前1/3与后2/3交点上(图55)。

【主治】头痛，头晕，咽喉肿痛，鼻衄，小便不利，便秘，足心热，昏厥，癫痫，小儿惊风。

【刺灸法】直刺0.5～1寸；可灸。

【定位】足底前 1/3 处取涌泉（足心 2 个涌泉、手心 2 个劳宫、头心 1 个百会合为五心穴）。

【主治】头面五官、神志病。

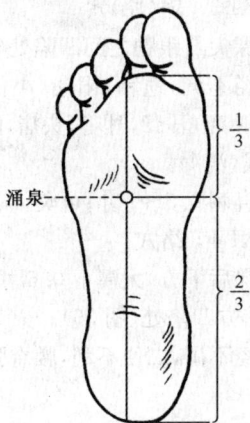

图 55

2. **然谷　KI 2　荥穴**

【定位】足舟骨粗隆下方,赤白肉际处(图56)。

【主治】月经不调,阴挺,阴痒,遗精,阳痿,小便不利,咽喉肿痛,黄疸,消渴,下肢痿痹。

【刺灸法】直刺 0.5~1 寸;可灸。

3. **太溪　KI 3　输(原)穴**

【定位】内踝尖与跟腱之间凹陷处(图56)。

【主治】月经不调,遗精,阳痿,小便频数,腰脊痛,下肢厥冷,内踝肿痛,耳聋,耳鸣,头痛,眩晕,咽喉肿痛,咳喘,胸痛,失眠,消渴。

【刺灸法】直刺 0.5~1 寸;可灸。

4. **大钟　KI 4　络穴**

【定位】内踝后下方,太溪下 0.5 寸稍后方,当跟腱附着部的内侧前方凹陷处(图56)。

【主治】月经不调,二便不利,腰脊强痛,咳喘,足跟痛,痴呆。

【刺灸法】直刺 0.3~0.5 寸;可灸。

5. **水泉　KI 5　郄穴**

【定位】内踝后下方,当太溪直下 1 寸,跟骨结节的内侧凹陷处(图56)。

【主治】月经不调,痛经,小便不利。

【刺灸法】直刺 0.3~0.5 寸;可灸。

6. 照海　KI 6　八脉交会穴

【定位】内踝尖下方凹陷处(图 56)。

【主治】月经不调,痛经,带下,阴痒,咽干,目赤肿痛,失眠,嗜睡,小便频数,下肢痿痹,痫证。

【刺灸法】直刺 0.3～0.5 寸;可灸。

记忆要点

【定位】舟骨粗隆下方为然谷,内踝尖后方取太溪(与昆仑相对),内踝后下方、跟腱前方为大钟,内踝下方、跟骨结节内侧为水泉,内踝尖下方为照海(与申脉相对)。

【主治】肺、肾、妇科病,照海还治咽喉病、痫病夜发。

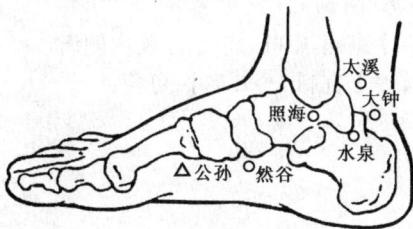

图 56

7. 复溜　KI 7　经穴

【定位】太溪直上 2 寸,跟腱前方(图 57)。

【主治】肠鸣,泄泻,腹胀,水肿,盗汗,身热无汗,足痿,腰脊痛。

【刺灸法】直刺 0.8～1 寸;可灸。

8. 交信　KI 8　阴跷郄穴

【定位】太溪直上 2 寸,复溜前 0.5 寸,胫骨内侧面后缘(图 57)。

【主治】月经不调,崩漏,阴痒,泄泻,小便不利,水肿,疝气,股膝胫内侧痛。

【刺灸法】直刺 0.5～0.8 寸;可灸。

9. 筑宾　KI 9　阴维郄穴

【定位】太溪与阴谷连线上,太溪上 5 寸,当腓肠肌腹的内下方(图 57)。

【主治】癫痫,呕吐,疝气,小腿内侧痛。

【刺灸法】直刺 1～1.5 寸;可灸。

【定位】太溪直上 2 寸为复溜,复溜前 0.5 寸为交信,太溪上 5 寸为筑宾。

【主治】复溜治盗汗、泄泻,交信治月经不调、泄泻,筑宾治呕吐、癫痫。

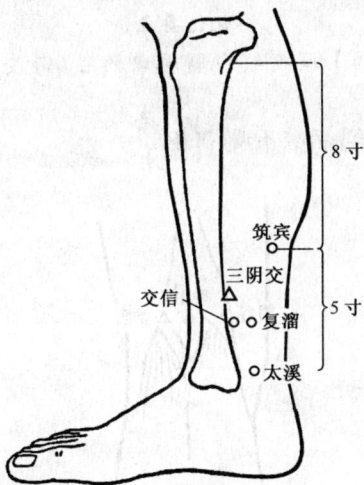

图 57

10. 阴谷　KI 10　合穴

【定位】腘窝内侧,屈膝时,当半腱肌腱与半膜肌腱之间(图 58)。

【主治】月经不调,崩漏,阳痿,疝气,小便不利,膝股内侧痛。

【刺灸法】直刺 1～1.5 寸;可灸。

记忆要点

【定位】腘横纹内侧端取阴谷(与委阳、委中相平)。

【主治】月经不调,阳痿。

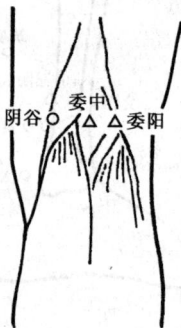

图 58

11. 横骨 KI 11

【定位】脐下 5 寸,距前正中线 0.5 寸,耻骨联合上缘(图 59)。

【主治】阴部痛,少腹痛,遗精,阳痿,遗尿,小便不利,疝气。

【刺灸法】直刺 0.8～1.2 寸;可灸。

12. 大赫 KI 12

【定位】脐下 4 寸,距前正中线 0.5 寸(图 59)。

【主治】阴部痛,月经不调,痛经,带下,阴挺,遗精,泄泻。

【刺灸法】直刺 0.8～1.2 寸;可灸。

13. 气穴 KI 13

【定位】脐下 3 寸,距前正中线 0.5 寸(图 59)。

【主治】月经不调,带下,小便不利,泄泻,阳痿,腰痛。

【刺灸法】直刺 0.8～1.2 寸;可灸。

14. 四满 KI 14

【定位】脐下 2 寸,距前正中线 0.5 寸(图 59)。

【主治】月经不调,崩漏,带下,腹痛,便秘,遗精,遗尿,疝气。

【刺灸法】直刺 0.8～1.2 寸;可灸。

15. 中注 KI 15

【定位】脐下 1 寸,距前正中线 0.5 寸(图 59)。

【主治】月经不调，腹痛，便秘，泄泻。

【刺灸法】直刺 0.8～1.2 寸；可灸。

16. 肓俞　KI 16

【定位】脐旁开 0.5 寸(图 59)。

【主治】月经不调，腹胀，腹痛，便秘，呕吐，泄泻，疝气。

【刺灸法】直刺 0.8～1.2 寸；可灸。

记忆要点

【定位】均在腹部第 1 侧线上，彼此相距 1 寸。

【主治】下腹部、妇科病。

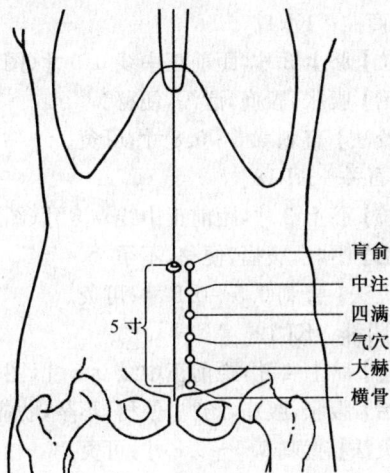

图 59

肓俞
中注
四满
气穴
大赫
横骨

5寸

17. 商曲 KI 17

【定位】脐上 2 寸,距前正中线 0.5 寸(图 60)。

【主治】腹胀,腹痛,泄泻,便秘。

【刺灸法】直刺 0.5~0.8 寸;可灸。

18. 石关 KI 18

【定位】脐上 3 寸,距前正中线 0.5 寸(图 60)。

【主治】呕吐,腹痛,便秘,不孕。

【刺灸法】直刺 0.5~0.8 寸;可灸。

19. 阴都 KI 19

【定位】脐上 4 寸,距前正中线 0.5 寸(图 60)。

【主治】腹胀,腹痛,肠鸣,便秘,不孕,肋痛。

【刺灸法】直刺 0.5~0.8 寸;可灸。

20. 腹通谷 KI 20

【定位】脐上 5 寸,距前正中线 0.5 寸(图 60)。

【主治】腹胀,腹痛,呕吐,胸痛,心悸。

【刺灸法】直刺 0.5~0.8 寸;可灸。

21. 幽门 KI 21

【定位】脐上 6 寸,距前正中线 0.5 寸(图 60)。

【主治】腹胀,腹痛,呕吐,泄泻。

【刺灸法】直刺 0.5~0.8 寸;可灸。

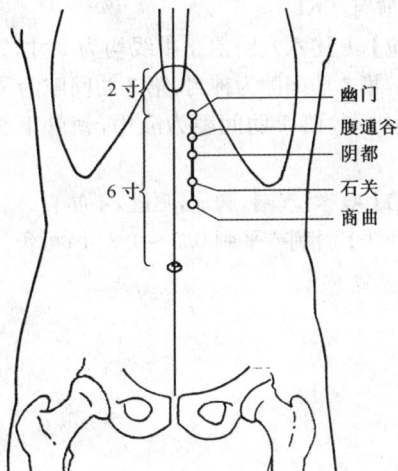

图 60

22. 步廊　KI 22

23. 神封　KI 23

24. 灵墟　KI 24

25. 神藏　KI 25

26. 彧中　KI 26

27. 俞府　KI 27

【定位】上述六穴距前正中线均为2寸,第5肋间隙为步廊,第4肋间隙为神封,第3肋间隙为灵墟,第2肋间隙为神藏,第1肋间隙为彧中,锁骨下缘为俞府(图61)。

【主治】咳嗽,气喘,胸痛,呕吐,不嗜食。

【刺灸法】斜刺或平刺0.5～0.8寸;可灸。

【定位】均在胸部第 1 侧线上,彼此相距 1 肋。

【主治】肺、胸、胃病。

【刺灸法】不可深刺,以免产生气胸。

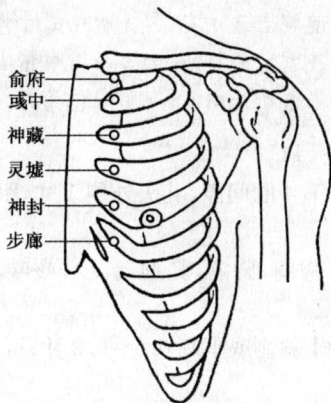

俞府
彧中
神藏
灵墟
神封
步廊

图 61

九、手厥阴心包经经穴

1. 天池 PC 1

【定位】第 4 肋间隙,乳头外侧 1 寸,距前正中线 5 寸(图 62)。

【主治】胸闷,胸痛,乳痈,乳少,咳喘,瘰疬,腋下肿痛。

【刺灸法】斜刺或平刺 0.5~0.8 寸;可灸。

记忆要点

【定位】天池与神封、乳中均在第 4 肋间隙;乳头外侧 1 寸为天池;乳头内侧 2 寸为神封;乳头为乳中（两乳头连线中点为膻中）。

【主治】咳喘,胸痛。

【刺灸法】不可深刺,以免产生气胸。

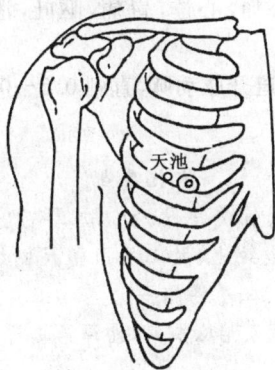

图 62

2. 天泉　PC 2

【定位】腋前纹头下 2 寸,当肱二头肌的长、短头之间(图 63)。

【主治】心悸,胸胁胀满,咳嗽,胸背及臂内侧痛。

【刺灸法】直刺 0.5～0.8 寸;可灸。

3. 曲泽　PC 3　合穴

【定位】肘横纹上,当肱二头肌腱的尺侧缘(图 63)。

【主治】心痛,心悸,胃痛,呕吐,泄泻,热病,肘臂痛。

【刺灸法】避开肱动脉,直刺 0.5～0.8 寸,或点刺出血;可灸。

记忆要点

【定位】腋前纹头下 2 寸、肱二头肌长、短二头之间取天泉,肘横纹上、肱二头肌腱尺侧缘取曲泽(与曲池、尺泽、少海、小海相平)。

【主治】天泉治心胸病,曲泽治心胃病。

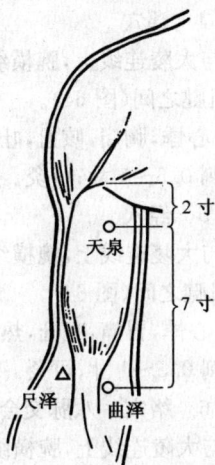

2 寸

天泉

7 寸

尺泽　　曲泽

图 63

4. 郄门　PC 4　郄穴

【定位】曲泽与大陵连线上,腕横纹上 5 寸,当掌长肌腱与桡侧腕屈肌腱之间(图 64)。

【主治】心痛,心悸,胸痛,咳血,吐血,疔疮。

【刺灸法】直刺 0.5～1 寸;可灸。

5. 间使　PC 5　经穴

【定位】曲泽与大陵连线上,腕横纹上 3 寸,当掌长肌腱与桡侧腕屈肌腱之间(图 64)。

【主治】心痛,心悸,胃痛,呕吐,热病,癫痫。

【刺灸法】直刺 0.5～1 寸;可灸。

6. 内关　PC 6　络穴　八脉交会穴

【定位】曲泽与大陵连线上,腕横纹上 2 寸,当掌长肌腱与桡侧腕屈肌腱之间(图 64)。

【主治】心痛,心悸,胸痛,胃痛,呕吐,失眠,头痛,热病,癫痫,肘臂痛。

【刺灸法】直刺 0.5～1 寸;可灸。

7. 大陵　PC 7　输(原穴)

【定位】在腕横纹中点处,当掌长肌腱与桡侧腕屈肌腱之间(图 64)。

【主治】心痛,心悸,胁痛,胃痛,呕吐,癫痫,腕臂痛。

【刺灸法】直刺 0.3～0.5 寸;可灸。

【定位】均在曲泽与大陵连线上,掌长肌腱与桡侧腕屈肌腱之间。

【主治】心、胸、胃病。

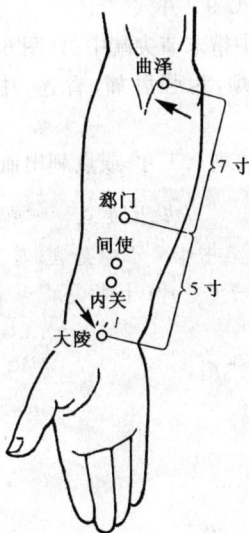

图 64

8. 劳宫　PC 8　荥穴

【定位】第2、第3掌骨之间,偏第3掌骨,握拳屈指中指尖下(图65)。

【主治】心痛,口疮,口臭,昏迷,中暑,癫狂痫。

【刺灸法】直刺0.3～0.5寸;可灸。

9. 中冲　PC 9　井穴

【定位】手中指末节尖端中央(图65)。

【主治】心烦,舌强肿痛,昏迷,中暑,热病,小儿夜啼。

【刺灸法】浅刺0.1寸,或点刺出血;可灸。

记忆要点

【定位】握拳中指尖下为劳宫(与百会、涌泉合称五心),中指尖端为中冲(十指尖端为十宣,故中冲又属十宣)。

【主治】神志病。

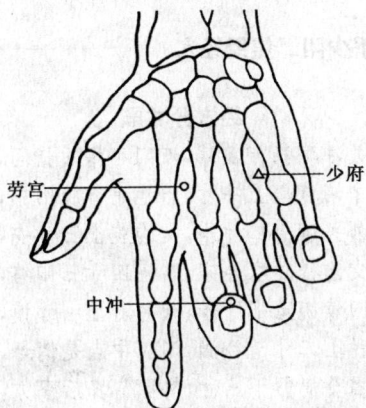

劳宫 ———

少府

中冲 ———

图 65

十、手少阳三焦经经穴

经穴分寸歌

关冲环指外侧端,液门小指次指间,
中渚液门上一寸,阳池手背腕陷中,
外关腕上二寸当,支沟腕上三寸安,
支沟横外取会宗,腕上四寸三阳络,
四渎腕上七寸着,天井肘上一寸摸,
肘上二寸清冷渊,渊腋中点是消烁,
臑会肩髎下三寸,肩髎肩峰后下方,
天髎肩井曲垣间,天牖平颌肌后缘,
翳风耳垂后方取,瘈脉耳后下三一,
颅息耳后上三二,角孙耳上入发际,
耳门屏上切迹前,和髎耳前锐发乡,
欲知丝竹空何在,眉梢陷中仔细量。

1. 关冲 TE 1 井穴

【定位】环指末节尺侧,距指甲角 0.1 寸(图 66)。

【主治】头痛,目赤,耳鸣,耳聋,咽喉肿痛,昏厥,热病。

【刺灸法】浅刺 0.1 寸,或点刺出血;可灸。

【定位】关冲与少商、商阳、少冲、少泽均位于手指甲角旁。

【主治】头面五官病症。

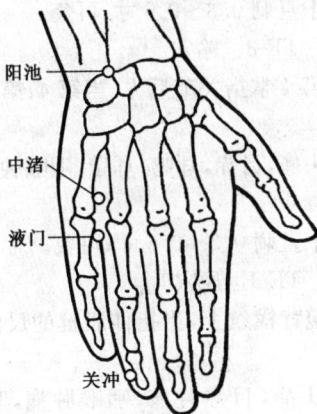

图 66

2. 液门　TE 2　荥穴

【定位】第4、第5指间的指蹼缘后方,赤白肉际处
(图67)。

【主治】头痛,目赤,耳鸣,耳聋,咽喉肿痛,热病,手
臂痛。

【刺灸法】直刺 0.3～0.5 寸;可灸。

3. 中渚　TE 3　输穴

【定位】第 4 掌指关节后方,当第 4、第 5 掌骨之间
凹陷处(图67)。

【主治】头痛,目赤,耳鸣,耳聋,咽喉肿痛,热病,肩
背臂痛。

【刺灸法】直刺 0.3～0.5 寸;可灸。

4. 阳池　TE 4　原穴

【定位】腕背横纹上,当指伸肌腱的尺侧缘凹陷处
(图67)。

【主治】头痛,目赤肿痛,咽喉肿痛,耳聋,腕痛,
消渴。

【刺灸法】直刺 0.3～0.5 寸;可灸。

【定位】第 4 掌指关节前方为液门，后方为中渚，阳池与阳谷、阳溪均在腕背横纹上。

【主治】头面五官病症。

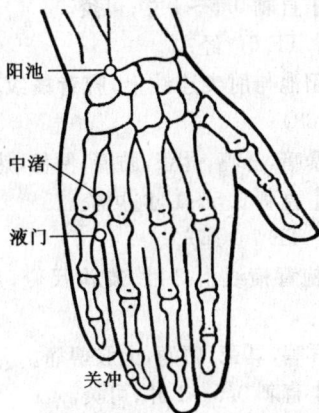

阳池

中渚

液门

关冲

图 67

5. 外关　TE 5　络穴　八脉交会穴

【定位】阳池与肘尖连线上，腕背横纹上 2 寸，桡、尺骨之间(图 68)。

【主治】头痛，目赤肿痛，耳鸣，耳聋，热病，胁痛，上肢痹痛。

【刺灸法】直刺 0.5～1 寸;可灸。

6. 支沟　TE 6　经穴

【定位】阳池与肘尖连线上，腕背横纹上 3 寸，桡、尺骨之间(图 68)。

【主治】暴喑，耳鸣，耳聋，胁痛，便秘，热病。

【刺灸法】直刺 0.5～1 寸;可灸。

7. 会宗　TE 7　郄穴

【定位】腕背横纹上 3 寸，支沟尺侧，尺骨桡侧缘(图 68)。

【主治】耳鸣，耳聋，癫痫，上肢痹痛。

【刺灸法】直刺 0.5～1 寸;可灸。

8. 三阳络　TE 8

【定位】阳池与肘尖连线上，腕背横纹上 4 寸，桡、尺骨之间(图 68)。

【主治】耳鸣，耳聋，暴喑，牙痛，上肢痹痛。

【刺灸法】直刺 0.8～1.2 寸;可灸。

9. 四渎　TE 9

【定位】阳池与肘尖连线上,腕背横纹上 7 寸,桡、尺骨之间(图 68)。

【主治】耳鸣,耳聋,暴喑,牙痛,上肢痹痛。

【刺灸法】直刺 0.8~1.2 寸;可灸。

记忆要点

【定位】外关、支沟、三阳络、四渎均在阳池与肘尖连线上,外关与内关相对,支沟与间使相对,支沟尺侧为会宗。

【主治】耳鸣,耳聋,外关还治胁痛、头痛,支沟还治胁痛、便秘。

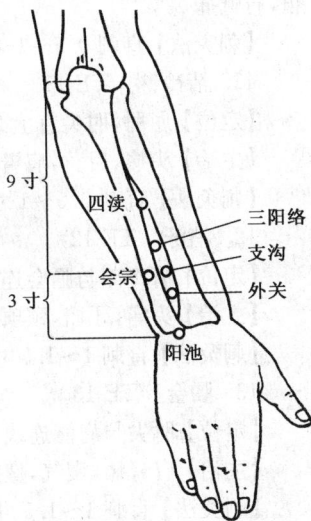

图 68

(labels in figure: 9寸 四渎 三阳络 支沟 外关 会宗 3寸 阳池)

10. 天井　TE 10　合穴

【定位】屈肘,肘尖直上 1 寸凹陷中(图 69)。

【主治】偏头痛,耳鸣,耳聋,胁痛,瘰疬,瘿气,癫痫,肩臂痛。

【刺灸法】直刺 0.5～1 寸;可灸。

11. 清冷渊　TE 11

【定位】屈肘,肘尖直上 2 寸(图 69)。

【主治】头痛,目黄,肩臂痛。

【刺灸法】直刺 0.5～1 寸;可灸。

12. 消泺　TE 12

【定位】清冷渊与臑会连线的中点(图 69)。

【主治】头痛,牙痛,颈项强痛,癫痫,肩臂痛。

【刺灸法】直刺 1～1.5 寸;可灸。

13. 臑会　TE 13

【定位】肘尖与肩髎连线上,肩髎下 3 寸(图 69)。

【主治】肩臂痛,瘿气,瘰疬。

【刺灸法】直刺 1～1.5 寸;可灸。

14. 肩髎　TE 14

【定位】当臂外展时,肩峰后下方凹陷处(图 69)。

【主治】肩臂痛,肩重不能举。

【刺灸法】直刺 1～1.5 寸;可灸。

记忆要点

【定位】天井、清冷渊、消泺、臑会均在肘尖与肩
髎连线上。

【主治】肩臂痛。

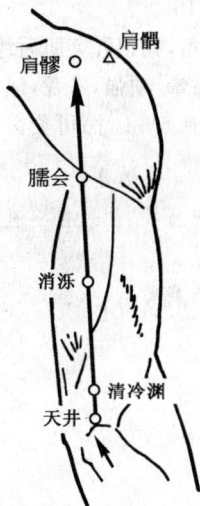

图 69

15. 天髎　TE 15

【定位】肩井与曲垣连线的中点,当肩胛骨上角处(图 70)。

【主治】肩臂痛,颈项强痛。

【刺灸法】直刺 0.5~0.8 寸;可灸。

16. 天牖　TE 16

【定位】平下颌角,胸锁乳突肌后缘(图 71)。

【主治】头痛,头晕,项强,暴聋,瘰疬。

【刺灸法】直刺 0.5~1 寸;可灸。

记忆要点

【定位】天髎与肩井、曲垣在一直线上,天牖与天容、天柱在一直线上。

【主治】天髎治肩臂痛、项强,天牖治暴聋、项强。

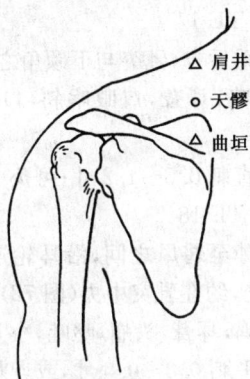

△ 肩井

○ 天髎

△ 曲垣

图 70

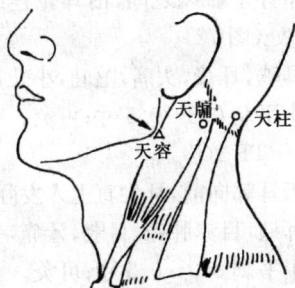

天牖 ○　○ 天柱

△
天容

图 71

17. 翳风　TE 17

【定位】耳垂后方,乳突与下颌角之间(图72)。

【主治】耳鸣,耳聋,口眼㖞斜,口噤,牙痛,颊肿,瘰疬。

【刺灸法】直刺 0.8～1.2 寸;可灸。

18. 瘈脉　TE 18

【定位】角孙至翳风之间,沿耳轮连线的下 1/3 与上 2/3 的交点处,约在乳突中央(图72)。

【主治】耳鸣,耳聋,头痛,呕吐,小儿惊风。

【刺灸法】平刺 0.3～0.5 寸,或点刺出血;可灸。

19. 颅息　TE 19

【定位】角孙至翳风之间,沿耳轮连线的上 1/3 与下 2/3 的交点处(图72)。

【主治】耳鸣,耳聋,头痛,呕吐,小儿惊风。

【刺灸法】平刺 0.3～0.5 寸;可灸。

20. 角孙　TE 20

【定位】折耳郭向前,耳尖直上入发际处(图72)。

【主治】耳痛,目赤肿痛,目翳,牙痛,头痛,项强。

【刺灸法】平刺 0.3～0.5 寸;可灸。

记忆要点

【定位】四穴均在沿耳轮连线上，且等距分布。

【主治】翳风治口眼㖞斜，瘈脉、颅息治耳鸣耳聋，角孙治偏头痛。

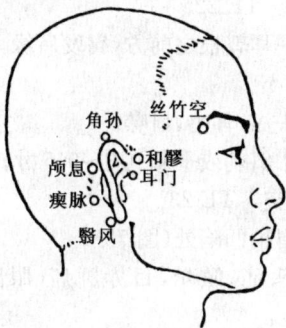

图 72

21. 耳门　TE 21

【定位】耳屏上切迹前方,下颌骨髁突后缘,张口呈凹陷处(图 73)。

【主治】耳鸣,耳聋,牙痛,项颌痛。

【刺灸法】直刺 0.5～1 寸;可灸。

22. 和髎　TE 22

【定位】平耳郭根之前方,鬓发后缘,颞浅动脉后缘(图 73)。

【主治】头痛,耳鸣,口噤。

【刺灸法】斜刺或平刺 0.3～0.5 寸;可灸。

23. 丝竹空　TE 23

【定位】眉梢凹陷处(图 73)。

【主治】头痛,眩晕,目赤肿痛,眼睑瞤动,牙痛,癫痫。

【刺灸法】平刺 0.5～1 寸。

记忆要点

【定位】耳门与听宫、听会均在耳屏前方,耳郭根之前方为和髎,眉毛外侧端为丝竹空。

【主治】耳门、和髎治耳鸣耳聋,丝竹空治头痛、目疾。

【刺灸法】耳门宜张口取穴,耳门、和髎须避开颞浅动脉。

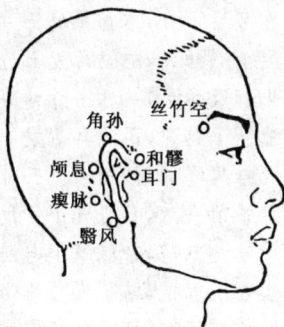

图 73

经穴分寸歌

外眦五分瞳子髎，耳前陷中听会绕，
上关颧弓上缘是，头维曲鬓串一行，
五穴间距均相同，颔厌悬颅悬厘取，
曲鬓角孙前一指，率谷入发寸半量，
天冲率谷后五分，浮白窍阴等分取，
完骨乳突后下方，本神神庭三寸旁，
阳白眉上一寸许，临泣入发五分考，
目窗正营及承灵，一寸一寸寸半巧，
脑空池上平脑户，风池耳后发际标，
肩井大椎肩峰间，渊腋腋下三寸然，
辄筋渊腋前一寸，日月乳下三肋间，
十二肋端是京门，带脉章下与脐平，
五枢髂前上棘前，前下五分维道还，
居髎髂前转子取，环跳髀枢宛中陷，
风市垂手中指寻，中渎膝上五寸陈，
阳关阳陵上三寸，小头前下阳陵存，
阳交外丘骨后前，均在踝上七寸循，
踝上五寸光明穴，踝上四寸阳辅临，

踝上三寸悬钟是,丘墟外踝前下真,
节后筋外足临泣,节后筋内地五会,
节前四五侠溪至,四趾外端足窍阴。

1. 瞳子髎　GB 1

【定位】目外眦旁,当眶外侧缘凹陷处(图 74)。

【主治】目赤,目痛,目翳,头痛,口眼㖞斜。

【刺灸法】平刺 0.3～0.5 寸,或点刺出血。

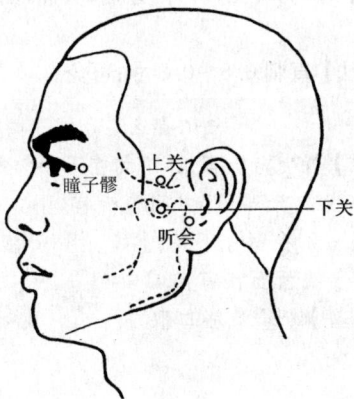

图 74

2. 听会　GB 2

【定位】耳屏间切迹前方,下颌骨髁突后缘,张口呈凹陷处(图75)。

【主治】耳鸣,耳聋,聤耳,牙痛,头痛,面痛,口眼㖞斜。

【刺灸法】直刺 0.5～1 寸;可灸。

3. 上关　GB 3

【定位】耳前,下关直上,颧弓上缘凹陷处(图75)。

【主治】耳鸣,耳聋,聤耳,牙痛,头痛,面痛,口眼㖞斜,惊痫。

【刺灸法】直刺 0.5～0.8 寸;可灸。

记忆要点

【定位】听会与听官、耳门均在下颌骨髁突后缘、耳屏前方(上方为耳门,中间为听官,下方为听会),下关、上关分别在颧弓下缘、上缘。

【主治】头面五官病症。

【刺灸法】听会宜张口取穴。

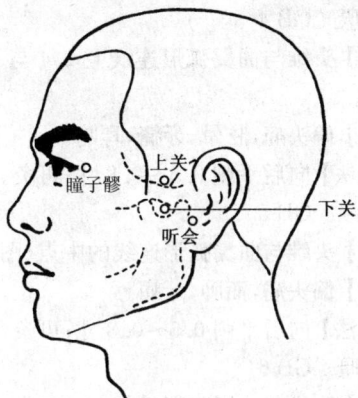

图 75

4. 颔厌 GB 4

【定位】头维与曲鬓弧形连线上 1/4 与下 3/4 交点处(图 76)。

【主治】偏头痛,眩晕,牙痛,耳鸣。

【刺灸法】向后平刺 0.5～0.8 寸;可灸。

5. 悬颅 GB 5

【定位】头维与曲鬓弧形连线的中点(图 76)。

【主治】偏头痛,面肿,牙痛。

【刺灸法】向后平刺 0.5～0.8 寸;可灸。

6. 悬厘 GB 6

【定位】头维与曲鬓弧形连线上 3/4 与下 1/4 交点处(图 76)。

【主治】偏头痛,面肿,牙痛,耳鸣。

【刺灸法】向后平刺 0.5～0.8 寸;可灸。

7. 曲鬓 GB 7

【定位】耳前上方入鬓发内,当角孙前一横指处(图 76)。

【主治】偏头痛,眩晕,牙痛,耳鸣。

【刺灸法】向后平刺 0.5～0.8 寸;可灸。

8. 率谷 GB 8

【定位】角孙直上,入发际 1.5 寸(图 76)。

【主治】偏头痛,目痛,眩晕,呕吐,小儿惊风。

【刺灸法】平刺 0.5～1 寸;可灸。

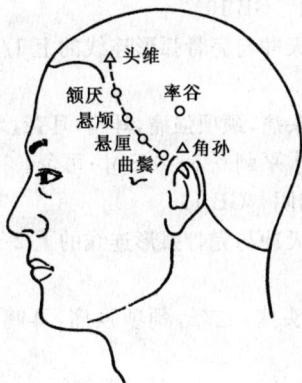

图 76

9. 天冲　GB 9

【定位】耳根后缘直上入发际 2 寸,率谷后约 0.5 寸处(图 77)。

【主治】头痛,耳鸣,耳聋,牙痛,瘿气。

【刺灸法】平刺 0.5～0.8 寸;可灸。

10. 浮白　GB 10

【定位】天冲与完骨弧形连线的上 1/3 与下 2/3 交点处(图 77)。

【主治】头痛,颈项强痛,耳鸣,耳聋,牙痛,瘿气。

【刺灸法】平刺 0.5～0.8 寸;可灸。

11. 头窍阴　GB 11

【定位】天冲与完骨弧形连线的上 2/3 与下 1/3 交点处(图 77)。

【主治】头痛,眩晕,颈项强痛,耳鸣,耳聋,胁痛,口苦。

【刺灸法】平刺 0.5～0.8 寸;可灸。

12. 完骨　GB 12

【定位】耳后乳突后下方凹陷处(图 77)。

【主治】头痛,颊肿,颈项强痛,咽喉肿痛,牙痛,癫痫,疟疾。

【刺灸法】斜刺 0.5～0.8 寸;可灸。

【定位】四穴均在天冲与完骨弧形连线，且等距分布。

【主治】头痛、项强。

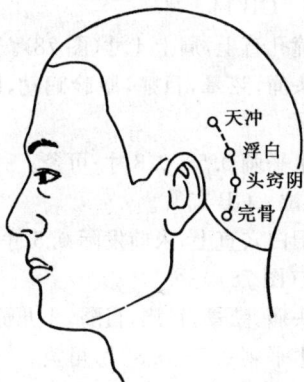

图 77

13. **本神　GB 13**

【定位】前发际上 0.5 寸,神庭旁开 3 寸;或神庭与头维连线的内侧 2/3 与外侧 1/3 交点处(图 78)。

【主治】头痛,眩晕,失眠,小儿惊风,癫痫。

【刺灸法】平刺 0.5~0.8 寸;可灸。

14. **阳白　GB 14**

【定位】瞳孔直上,眉上 1 寸(图 78)。

【主治】头痛,眩晕,目痛,眼睑瞤动,眼睑下垂,口眼㖞斜。

【刺灸法】平刺 0.5~0.8 寸;可灸。

15. **头临泣　GB 15**

【定位】阳白穴直上,入前发际 0.5 寸;或神庭与头维连线的中点(图 78)。

【主治】头痛,眩晕,目痛,目翳,小儿惊风,癫痫。

【刺灸法】平刺 0.5~0.8 寸;可灸。

【定位】本神、头临泣与神庭、眉冲、曲差、头维均在一直线上（前发际上0.5寸），阳白、头临泣与鱼腰均在瞳孔直上。

【主治】头痛、目疾。

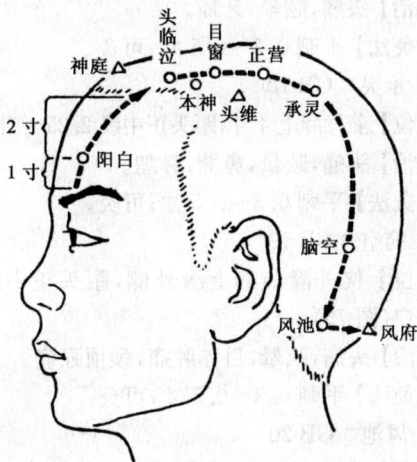

图 78

16. 目窗　GB 16

【定位】前发际上 1.5 寸,距头正中线 2.25 寸(图 79)。

【主治】头痛,眩晕,目赤肿痛,近视,远视。

【刺灸法】平刺 0.3～0.5 寸;可灸。

17. 正营　GB 17

【定位】前发际上 2.5 寸,距头正中线 2.25 寸(图 79)。

【主治】头痛,眩晕,牙痛。

【刺灸法】平刺 0.3～0.5 寸;可灸。

18. 承灵　GB 18

【定位】前发际上 4 寸,距头正中线 2.25 寸(图 79)。

【主治】头痛,眩晕,鼻渊,鼻衄。

【刺灸法】平刺 0.3～0.5 寸;可灸。

19. 脑空　GB 19

【定位】枕外隆凸的上缘外侧,距头正中线 2.25 寸,平脑户(图 79)。

【主治】头痛,眩晕,目赤肿痛,颈项强痛。

【刺灸法】平刺 0.3～0.5 寸;可灸。

20. 风池　GB 20

【定位】胸锁乳突肌与斜方肌上端之间,平风府(图 79)。

【主治】头痛,眩晕,失眠,目痛,项痛,中风,口眼㖞斜,感冒。

【刺灸法】向鼻尖方向斜刺 0.8～1 寸;可灸。

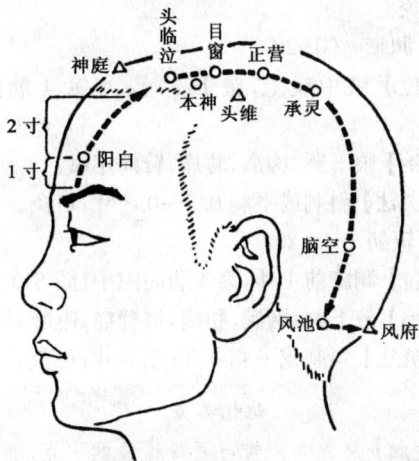

图 79

21. 肩井 GB 21

【定位】当大椎与肩胛骨肩峰连线的中点(图80)。

【主治】肩背臂痛,颈项强痛,上肢不遂,瘰疬,乳痈,难产。

【刺灸法】直刺 0.5～0.8 寸,不可深刺,以免产生气胸;可灸。

22. 渊腋 GB 22

【定位】腋中线上,腋下 3 寸,当第 4 肋间隙中(图81)。

【主治】腋下肿,胸满,胁痛,臂痛不举。

【刺灸法】斜刺或平刺 0.5～0.8 寸;可灸。

23. 辄筋 GB 23

【定位】渊腋前 1 寸,第 4 肋间隙中(图81)。

【主治】腋下肿,胸满,胁痛,肩臂痛,呕吐,气喘。

【刺灸法】斜刺或平刺 0.5～0.8 寸;可灸。

记忆要点

【定位】肩井为大椎与肩峰连线的中点,渊腋、辄筋与天池、乳中、神封均在第 4 肋间隙中。

【主治】胁痛,肩臂痛。

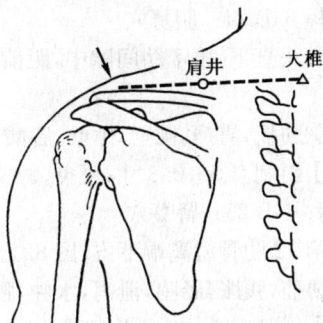

图 80

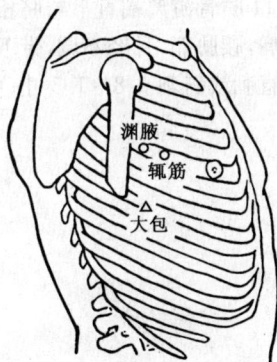

图 81

24. 日月　GB 24　胆募穴

【定位】乳头直下,第7肋间隙中,距前正中线4寸(图82)。

【主治】胸胁痛,胃痛,呃逆,呕吐,吞酸,黄疸。

【刺灸法】斜刺0.5～0.8寸;可灸。

25. 京门　GB 25　肾募穴

【定位】第12肋骨游离端下方(图82)。

【主治】胁痛,腹胀,肠鸣,泄泻,水肿,腰痛。

【刺灸法】斜刺0.5～0.8寸;可灸。

26. 带脉　GB 26

【定位】第11肋骨游离端直下与脐相平处(图82)。

【主治】腹痛,腰胁痛,月经不调,带下,经闭。

【刺灸法】直刺或斜刺0.8～1.5寸;可灸。

记忆要点

【定位】乳头直下 3 肋为日月（即期门直下 1 肋），第 12 肋前端为京门（第 11 肋前端为章门），第 11 肋前端直下与脐平为带脉。

【主治】日月、京门治胸胃病，带脉治月经不调、带下。

【刺灸法】不可深刺，以免伤及内脏。

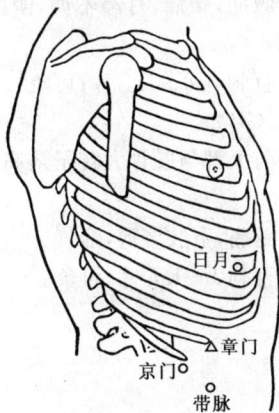

图 82

27. 五枢　GB 27

【定位】髂前上棘前 0.5 寸，约平脐下 3 寸处（图83）。

【主治】少腹痛，腰痛，月经不调，阴挺，带下，疝气，便秘。

【刺灸法】直刺 1～1.5 寸；可灸。

28. 维道　GB 28

【定位】髂前上棘前下方，五枢前下 0.5 寸（图83）。

【主治】少腹痛，腰痛，月经不调，阴挺，带下，疝气，水肿。

【刺灸法】直刺 0.8～1.5 寸；可灸。

29. 居髎　GB 29

【定位】髂前上棘与股骨大转子最高点连线的中点（图83）。

【主治】腰腿痛，下肢痿痹，疝气。

【刺灸法】直刺 1～1.5 寸；可灸。

【定位】均与髂前上棘有关,其前方为五枢,其前下方为维道,其与股骨大转子连线的中点为居髎。

【主治】五枢、维道治妇科病,居髎治腰腿痛。

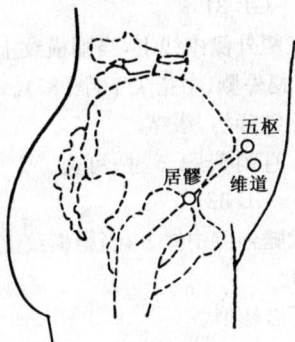

图 83

30. 环跳　GB 30

【定位】股骨大转子最高点与骶管裂孔连线的内侧 2/3 与外侧 1/3 交点处(图84)。

【主治】腰痛,下肢痿痹,膝踝肿痛。

【刺灸法】直刺 2～3 寸;可灸。

31. 风市　GB 31

【定位】大腿外侧中线上,当腘横纹上 7 寸;或两手自然下垂于大腿外侧,中指尖下(图85)。

【主治】下肢痿痹,瘙痒。

【刺灸法】直刺 1～1.5 寸;可灸。

32. 中渎　GB 32

【定位】大腿外侧中线上,当腘横纹上 5 寸;或风市下 2 寸(图85)。

【主治】下肢痿痹。

【刺灸法】直刺 1～1.5 寸;可灸。

33. 膝阳关　GB 33

【定位】膝外侧,当阳陵泉上 3 寸,股骨外上髁上方凹陷中(图85)。

【主治】下肢痿痹,膝髌肿痛,脚气。

【刺灸法】直刺 0.8～1 寸;可灸。

记忆要点

【定位】风市、中渎均在大腿外侧中线上。

【主治】下肢痿痹。

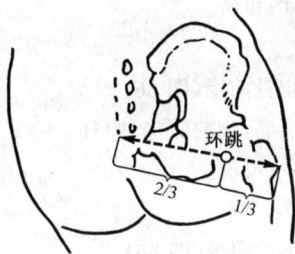

图 84

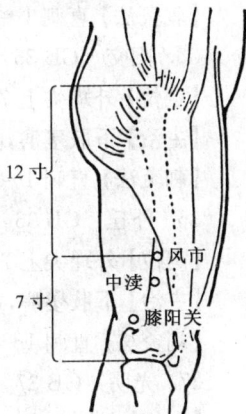

图 85

34. 阳陵泉　GB 34　合穴　筋会

【定位】腓骨头前下方凹陷中(图86)。

【主治】下肢痿痹,膝髌肿痛,胁肋疼痛,呕吐,黄疸,小儿惊风。

【刺灸法】直刺1~1.5寸;可灸。

35. 阳交　GB 35　阳维郄穴

【定位】外踝尖上7寸,腓骨后缘(图86)。

【主治】下肢痿痹,膝痛,胸胁胀痛,癫狂。

【刺灸法】直刺1~1.5寸;可灸。

36. 外丘　GB 36　郄穴

【定位】外踝尖上7寸,腓骨前缘(图86)。

【主治】下肢痿痹,颈项强痛,胸胁胀痛,癫狂。

【刺灸法】直刺1~1.5寸;可灸。

37. 光明　GB 37　络穴

【定位】外踝尖上5寸,腓骨前缘(图86)。

【主治】下肢痿痹,目痛,夜盲,乳房胀痛。

【刺灸法】直刺1~1.5寸;可灸。

38. 阳辅　GB 38　经穴

【定位】外踝尖上4寸,腓骨前缘稍前方(图86)。

【主治】下肢痿痹,胸胁痛,偏头痛,目痛。

【刺灸法】直刺1~1.5寸;可灸。

39. 悬钟　GB 39　髓会

【定位】外踝尖上 3 寸,腓骨前缘(图 86)。

【主治】下肢痿痹,颈项强痛,胸胁痛,痴呆。

【刺灸法】直刺 1~1.5 寸;可灸。

记忆要点

【定位】阳陵泉在腓骨头前下方,阳交在腓骨后缘,外丘、光明、阳辅、悬钟在腓骨前缘。

【主治】下肢痿痹,胁肋痛。

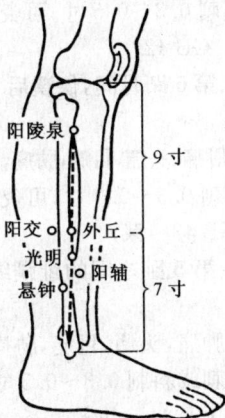

图 86

40. 丘墟　GB 40　原穴

【定位】外踝前下方,当趾长伸肌腱外侧凹陷中(图87)。

【主治】外踝肿痛,下肢痿痹,颈项痛,胸胁痛,目痛,中风偏瘫。

【刺灸法】直刺 0.5～0.8 寸;可灸。

41. 足临泣　GB 41　输穴　八脉交会穴

【定位】第 4、第 5 跖骨结合部前方,小趾伸肌腱外侧缘凹陷处(图87)。

【主治】足跗肿痛,头痛,目痛,胁痛,乳痛。

【刺灸法】直刺 0.3～0.5 寸;可灸。

42. 地五会　GB 42

【定位】第 4、第 5 跖骨间,侠溪后 1 寸,小趾伸肌腱内侧缘(图87)。

【主治】足跗肿痛,头痛,目痛,胁痛,乳痛,耳鸣,耳聋。

【刺灸法】直刺 0.3～0.5 寸;可灸。

43. 侠溪　GB 43　荥穴

【定位】第 4、第 5 趾之间的趾蹼缘后方,赤白肉际处(图87)。

【主治】足跗肿痛,头痛,目痛,胁痛,耳鸣,耳聋。

【刺灸法】直刺或斜刺 0.3～0.5 寸;可灸。

44. 足窍阴　GB 44　井穴

【定位】第 4 趾末节外侧,距趾甲角 0.1 寸(图87)。

【主治】足跗肿痛,偏头痛,目痛,胁痛,耳鸣,耳聋,失眠,多梦,热病。

【刺灸法】浅刺0.1寸,或点刺出血;可灸。

记忆要点

【定位】外踝前下方取丘墟(与内踝前下方之商丘相对),足临泣与地五会在第4、第5跖骨结合部前方。

【主治】胁痛、目痛。

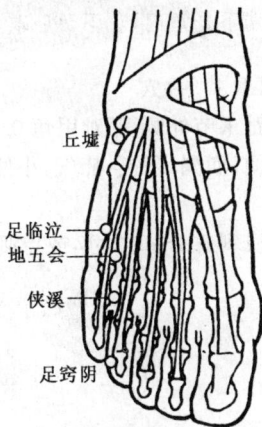

丘墟

足临泣
地五会

侠溪

足窍阴

图87

十二、足厥阴肝经经穴

经穴分寸歌

大敦大趾外侧端,行间大趾缝中当,

太冲节后寸半取,踝前一寸号中封,

蠡沟踝上五寸是,中都踝上七寸中,

膝关阴陵后一寸,曲泉屈膝横纹上,

阴包膝上四寸取,五里气冲下三寸,

阴廉气冲下二寸,急脉阴旁二寸半,

季胁端下是章门,乳下两肋取期门。

1. 大敦　LR 1　井穴

【定位】踇趾末节外侧,距趾甲角 0.1 寸(图 88)。

【主治】经闭,崩漏,阴挺,疝气,小便不利,遗尿,癃闭,癫痫。

【刺灸法】浅刺 0.1～0.2 寸,或点刺出血;可灸。

记忆要点

【定位】大敦与隐白、厉兑、足窍阴均在趾甲角旁，且与隐白内外相对。

【主治】妇科病。

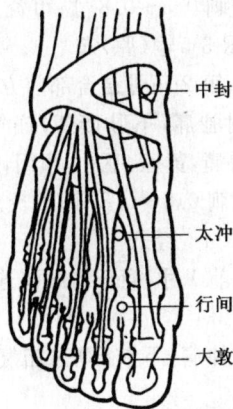

图 88

2. 行间　LR 2　荥穴

【定位】第 1、第 2 趾之间的趾蹼后方,赤白肉际处(图 89)。

【主治】足跗肿痛,疝气,月经过多,闭经,痛经,带下,遗尿,头痛,目痛,胁痛,癫痫。

【刺灸法】直刺 0.5～0.8 寸;可灸。

3. 太冲　LR 3　输(原)穴

【定位】第 1、第 2 跖骨结合部前方凹陷中(图 89)。

【主治】足跗肿痛,下肢痿痹,疝气,月经不调,头痛,目痛,眩晕,胁痛,黄疸,呕吐,癃闭,癫痫。

【刺灸法】直刺 0.5～0.8 寸;可灸。

4. 中封　LR 4　经穴

【定位】内踝前 1 寸,商丘与解溪连线之间,胫骨前肌腱内侧(图 89)。

【主治】内踝肿痛,下肢痿痹,疝气,遗精,腰痛,小便不利,黄疸。

【刺灸法】直刺 0.5～0.8 寸;可灸。

【定位】行间与侠溪、内庭均在趾蹼缘后方,行间直上约 1.5 寸处为太冲(与合谷合称四关),内踝前方取中封。

【主治】行间、太冲治足跗肿痛、疝气、头痛、目痛、胸胁痛,中封治内踝肿痛。

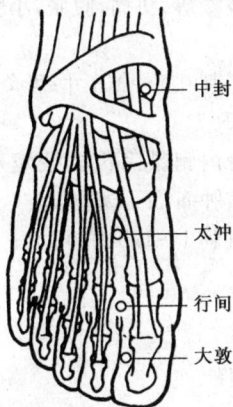

图 89

5. **蠡沟** LR 5 络穴

【定位】内踝尖上 5 寸,胫骨内侧面中央(图 90)。

【主治】胫部酸痛,月经不调,带下,阴挺,阴痒,疝气,小便不利,睾丸肿痛。

【刺灸法】平刺 0.5～0.8 寸;可灸。

6. **中都** LR 6 郄穴

【定位】内踝尖上 7 寸,胫骨内侧面中央(图 90)。

【主治】下肢痿痹,胁痛,腹胀,小腹痛,疝气,崩漏,恶露不尽。

【刺灸法】平刺 0.5～0.8 寸;可灸。

7. **膝关** LR 7

【定位】胫骨内侧髁后下方,阴陵泉后 1 寸(图 90)。

【主治】膝髌肿痛,下肢痿痹。

【刺灸法】直刺 1～1.5 寸;可灸。

【定位】内踝尖上5寸为蠡沟,再上2寸为中都,阴陵泉后1寸为膝关。

【主治】蠡沟、中都治下肢痿痹、疝气、月经病,膝关治膝病。

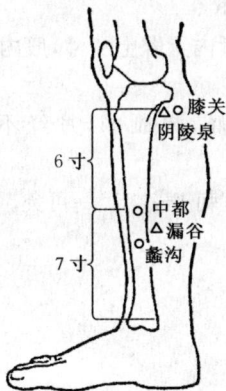

膝关
阴陵泉

6寸

中都
漏谷
蠡沟

7寸

图 90

8. 曲泉　LR 8　合穴

【定位】屈膝,膝关节内侧横纹头上方,胫骨内侧髁后方,半膜肌与半腱肌止端前缘凹陷中(图 91)。

【主治】膝髌肿痛,下肢痿痹,月经不调,痛经,带下,小便不利,阳痿,遗精,疝气。

【刺灸法】直刺 1~1.5 寸;可灸。

9. 阴包　LR 9

【定位】股骨内上髁上 4 寸,股内侧肌与缝匠肌之间(图 91)。

【主治】腹痛,腰骶痛,月经不调,小便不利,遗尿。

【刺灸法】直刺 1~1.5 寸;可灸。

【定位】胫骨内侧髁后上方取曲泉（后下方膝关），缝匠肌后缘取阴包。

【主治】妇科病。

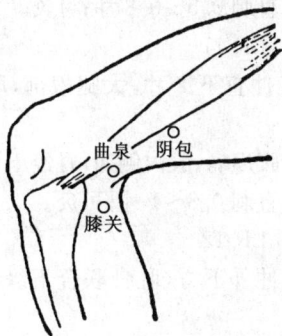

图 91

10. 足五里 LR 10

【定位】气冲直下 3 寸,大腿根部,耻骨结节下方
(图 92)。

【主治】少腹胀痛,睾丸肿痛,小便不利,倦怠
嗜卧。

【刺灸法】直刺 0.5～0.8 寸;可灸。

11. 阴廉 LR 11

【定位】气冲直下 2 寸,大腿根部,耻骨结节下方
(图 92)。

【主治】少腹疼痛,股内侧痛,月经不调,带下。

【刺灸法】直刺 0.8～1 寸;可灸。

12. 急脉 LR 12

【定位】气冲外下方,耻骨联合下缘中点旁开 2.5
寸(图 92)。

【主治】少腹疼痛,股内侧痛,阴茎痛,阴挺,疝气。

【刺灸法】直刺 0.5～1 寸;可灸。

记忆要点

【定位】足五里、阴廉均在气冲直下方,急脉在气冲外下方。

【主治】少腹痛。

【刺灸法】急脉进针时,须避开股动脉。

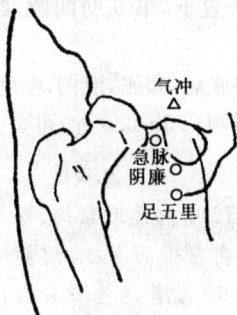

图 92

13. 章门 LR 13 脾募穴 脏会

【定位】第 11 肋骨游离端下方；或垂肩屈肘,于肘尖下取穴(图 93)。

【主治】胁痛,腹胀,肠鸣,泄泻,呕吐,痞块,黄疸。

【刺灸法】斜刺 0.5～0.8 寸;可灸。

14. 期门 LR 14 肝募穴

【定位】乳头直下,第 6 肋间隙,距前正中线 4 寸(图 93)。

【主治】胸胁胀痛,腹胀,泄泻,呕吐,乳痈。

【刺灸法】斜刺 0.5～0.8 寸;可灸。

记忆要点

【定位】第 12 肋前端取章门,第 11 肋骨前端取京门(脾的位置在左肾的上方,故第 11 肋骨前端为脾募章门,而第 12 肋前端为肾募京门);乳头直下,第 6 肋间隙取期门,第 7 肋间隙取日月(胆寄附于肝的下面,故肝募期门在第 6 肋间隙,而胆募日月在第 7 肋间隙)。

【主治】章门治脾病,期门治肝病。

【刺灸法】不宜深刺,避免伤及内脏。

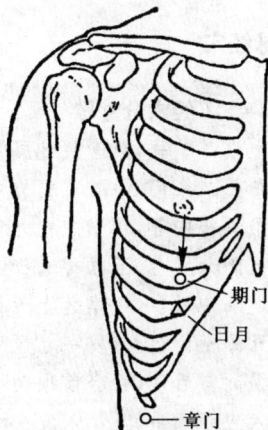

期门

日月

章门

图 93

十三、督脉经穴

经穴分寸歌

尾骨之端是长强,骶管裂孔腰俞当,

四腰阳关二命门,一腰悬枢脊中央,

十一椎下脊中寻,十椎中枢九筋缩,

七椎至阳六灵台,五椎神道三身柱,

一椎之下陶道乡,一椎之上大椎穴,

入发五分哑门行,入发一寸风府寻,

脑户强间与后顶,百会前顶囟会穴,

以上六穴距寸半,上星入发一寸量,

入发五分神庭当,鼻尖准头素髎穴,

水沟鼻下沟中藏,兑端上唇下端取,

龈交上唇系带里,一脉一穴督脉明。

1. 长强　GV 1　络穴

【定位】尾骨端下,当尾骨端与肛门连线的中点(图94)。

【主治】痔疾,泄泻,脱肛,便秘,阴痒,腰骶尾部疼痛,癫痫。

【刺灸法】针尖向上与骶骨平行刺入 0.5～1 寸;可灸。

2. 腰俞　GV 2

【定位】后正中线上,适对骶管裂孔(图 94)。

【主治】腰脊强痛,脱肛,痔疾,便秘,便血,月经不调。

【刺灸法】向上斜刺 0.5～1 寸;可灸。

记忆要点

【定位】尾骨尖下取长强,骶管裂孔中取腰俞。

【主治】肛肠病。

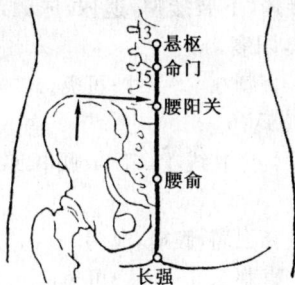

图 94

3. 腰阳关　GV 3

【定位】后正中线上,第4腰椎棘突下凹陷中,约平髂嵴(图95)。

【主治】腰骶疼痛,下肢痿痹,月经不调,带下,遗精,阳痿。

【刺灸法】直刺0.5～1寸;可灸。

4. 命门　GV 4

【定位】后正中线上,第2腰椎棘突下凹陷中(图95)。

【主治】腰痛,下肢痿痹,遗尿,尿频,泄泻,月经不调,带下,遗精,阳痿。

【刺灸法】直刺0.5～1寸;可灸。

5. 悬枢　GV 5

【定位】后正中线上,第1腰椎棘突下凹陷中(图95)。

【主治】腰脊强痛,腹痛,泄泻。

【刺灸法】直刺0.5～1寸;可灸。

【定位】均在后正中线上,腰椎棘突之下,分别与大肠俞、肾俞、三焦俞相平。

【主治】与相平背俞穴相似。

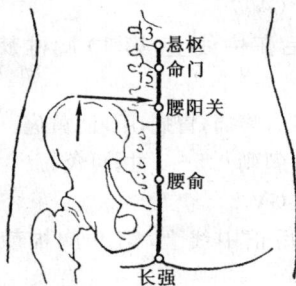

图 95

6. 脊中　GV 6

【定位】后正中线上,第 11 胸椎棘突下凹陷中(图 96)。

【主治】腰脊强痛,泄泻,脱肛,癫痫。

【刺灸法】斜刺 0.5~1 寸;可灸。

7. 中枢　GV 7

【定位】后正中线上,第 10 胸椎棘突下凹陷中(图 96)。

【主治】腰背疼痛,胃痛,呕吐,黄疸。

【刺灸法】斜刺 0.5~1 寸;可灸。

8. 筋缩　GV 8

【定位】后正中线上,第 9 胸椎棘突下凹陷中(图 96)。

【主治】脊背强痛,胃痛,癫痫,抽搐。

【刺灸法】斜刺 0.5~1 寸;可灸。

9. 至阳　GV 9

【定位】后正中线上,第 7 胸椎棘突下凹陷中(图 96)。

【主治】脊背强痛,胸胁胀痛,黄疸,咳喘。

【刺灸法】斜刺 0.5~1 寸;可灸。

10. 灵台　GV 10

【定位】后正中线上,第 6 胸椎棘突下凹陷中

（图 96）。

【主治】背痛项强，咳喘，疔疮。

【刺灸法】斜刺 0.5～1 寸；可灸。

记忆要点

【定位】均在后正中线上，胸椎棘突之下，分别与脾俞、胆俞、肝俞、膈俞、督俞相平。

【主治】与相平背俞穴相似。

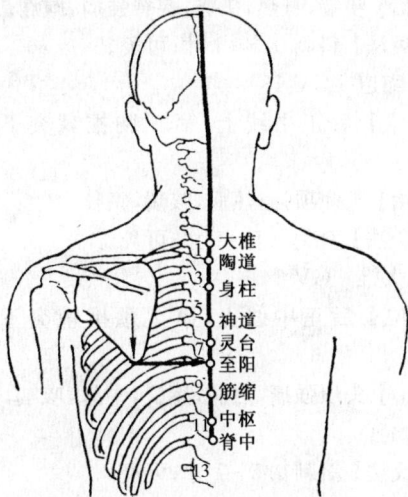

图 96

11. 神道　GV 11

【定位】后正中线上,第 5 胸椎棘突下凹陷中
(图 97)。

【主治】心悸,失眠,健忘,肩背痛,咳喘,癫痫。

【刺灸法】斜刺 0.5～1 寸;可灸。

12. 身柱　GV 12

【定位】后正中线上,第 3 胸椎棘突下凹陷中
(图 97)。

【主治】咳喘,身热,头痛,腰脊强痛,癫痫。

【刺灸法】斜刺 0.5～1 寸;可灸。

13. 陶道　GV 13

【定位】后正中线上,第 1 胸椎棘突下凹陷中
(图 97)。

【主治】头痛项强,热病,咳喘,癫狂。

【刺灸法】斜刺 0.5～1 寸;可灸。

14. 大椎　GV 14

【定位】后正中线上,第 7 颈椎棘突下凹陷中
(图 97)。

【主治】头项强痛,热病,感冒,中暑,咳喘,疟疾,小
儿惊风,癫狂。

【刺灸法】斜刺 0.5～1 寸;可灸。

【定位】均在后正中线上,胸或颈椎棘突之下,分别与心俞、肺俞、大杼、肩中俞相平。

【主治】咳喘,项背痛,癫狂。

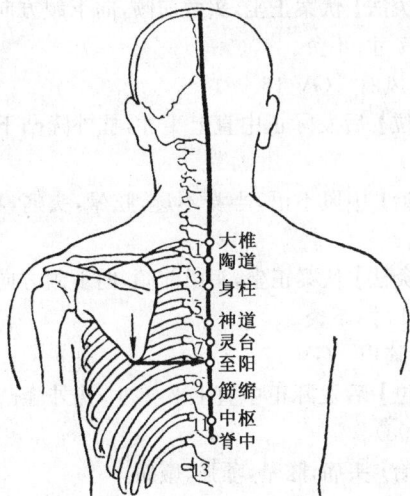

椎
大 道 柱
陶 身
道
神 台 阳
灵
至 筋 枢
缩 中
中
脊

图 97

15. 哑门 GV 15

【定位】后发际正中直上 0.5 寸,第 1 颈椎下(图 98)。

【主治】舌强不语,暴喑,项强,头痛,中风,癫痫,癔病。

【刺灸法】伏案正坐,头微前倾,向下颌方向缓慢刺入 0.5~1 寸;不灸。

16. 风府 GV 16

【定位】后发际正中直上 1 寸,枕外隆凸下方凹陷中(图 98)。

【主治】中风不语,半身不遂,眩晕,头痛,项强,癫痫,癔病。

【刺灸法】伏案正坐,头微前倾,向下颌方向缓慢刺入 0.5~1 寸;不灸。

17. 脑户 GV 17

【定位】后发际正中直上 2.5 寸,枕外隆凸上缘凹陷中(图 98)。

【主治】头痛,眩晕,项强,癫痫。

【刺灸法】平刺 0.5~0.8 寸;可灸。

18. 强间 GV 18

【定位】后发际正中直上 4 寸(图 98)。

【主治】头痛,眩晕,项强,失眠,癫痫。

【刺灸法】平刺 0.5～0.8 寸;可灸。

19. 后顶　GV 19

【定位】后发际正中直上 5.5 寸(图 98)。

【主治】头痛,眩晕,项强,癫痫。

【刺灸法】平刺 0.5～0.8 寸;可灸。

记忆要点

【定位】均在头正中线上。

【主治】头项、神志病。

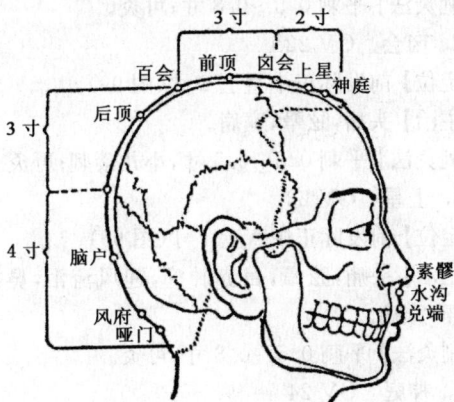

图 98

20. **百会　GV 20**

【定位】前发际正中直上 5 寸;或两耳尖连线的中点(图 99)。

【主治】头痛,眩晕,中风失语,癫痫,失眠,健忘,脱肛,阴挺,久泻。

【刺灸法】平刺 0.5～0.8 寸;可灸。

21. **前顶　GV 21**

【定位】前发际正中直上 3.5 寸(图 99)。

【主治】头痛,眩晕,中风偏瘫,癫痫。

【刺灸法】平刺 0.5～0.8 寸;可灸。

22. **囟会　GV 22**

【定位】前发际正中直上 2 寸(图 99)。

【主治】头痛,眩晕,癫痫。

【刺灸法】平刺 0.3～0.5 寸,小儿禁刺;可灸。

23. **上星　GV 23**

【定位】前发际正中直上 1 寸(图 99)。

【主治】头痛,眩晕,目赤肿痛,迎风流泪,鼻渊,鼻衄,鼻痛,癫痫。

【刺灸法】平刺 0.5～0.8 寸;可灸。

24. **神庭　GV 24**

【定位】前发际正中直上 0.5 寸(图 99)。

【主治】头痛,眩晕,目赤肿痛,流泪,鼻渊,鼻衄,癫痫。

【刺灸法】平刺 0.5～0.8 寸;可灸。

记忆要点

【定位】均在头正中线上。

【主治】头项、目鼻、神志病。

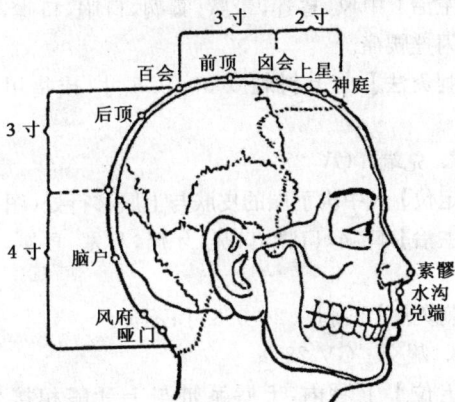

图 99

25. **素髎　GV 25**

【定位】鼻尖的正中央(图 100)。

【主治】鼻渊,鼻塞,鼻衄,惊厥,昏迷。

【刺灸法】向上斜刺 0.3～0.5 寸,或点刺出血;不灸。

26. **水沟　GV 26**

【定位】人中沟上 1/3 与下 2/3 交点处(图 100)。

【主治】中风,昏迷,晕厥,癫痫,口喎,口噤,鼻塞,鼻衄,闪挫腰痛。

【刺灸法】向上斜刺 0.3～0.5 寸,或指甲掐切;不灸。

27. **兑端　GV 27**

【定位】人中沟下端的皮肤与上唇移行处(图 100)。

【主治】口喎,口噤,口臭,牙痛,鼻塞,昏厥,癫痫,消渴。

【刺灸法】斜刺 0.2～0.3 寸;不灸。

28. **龈交　GV 28**

【定位】上唇内,上唇系带与上牙龈相接处(图 101)。

【主治】齿龈肿痛,口喎,口噤,口臭。

【刺灸法】向上斜刺 0.2～0.3 寸;不灸。

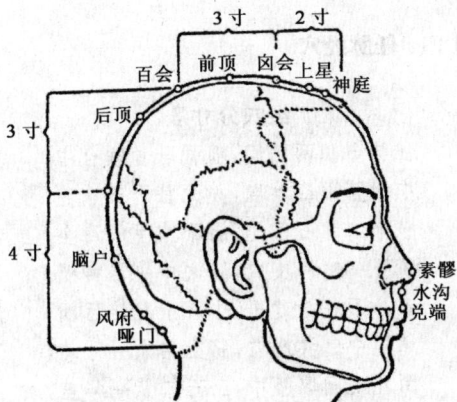

图 100

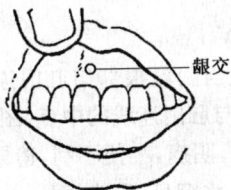

图 101

十四、任脉经穴

经穴分寸歌

任脉会阴两阴间,曲骨耻骨联合中,
中极脐下四寸取,关元脐下三寸连,
脐下二寸石门是,脐下寸半气海全,
脐下一寸阴交穴,脐之中央名神阙,
水分下脘与建里,中脘上脘接巨阙,
鸠尾中庭共八穴,脐上诸穴一寸均,
两乳之间取膻中,三玉二紫一华盖,
突下一寸璇玑穴,胸骨上窝天突取,
廉泉结上舌本下,承浆颐前下唇中。

1. 会阴 CV 1

【定位】男性当阴囊根部与肛门连线的中点,女性当大阴唇后联合与肛门连线的中点(图102)。

【主治】阴痒,阴痛,小便不利,遗尿,闭经,遗精,阳痿,脱肛,阴挺,溺水窒息,昏迷,癫狂。

【刺灸法】直刺0.5~1寸;可灸。

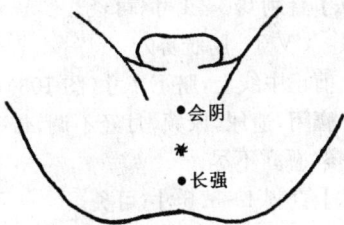

图 102

2. 曲骨　CV 2

【定位】前正中线上,耻骨联合上缘中点(图103)。

【主治】月经不调,带下,痛经,小便不利,遗尿,遗精,阳痿,阴囊湿疹。

【刺灸法】直刺 0.5～1 寸;可灸。

3. 中极　CV 3　膀胱募穴

【定位】前正中线上,脐下 4 寸(图 103)。

【主治】癃闭,遗尿,尿频,月经不调,带下,痛经,阴挺,遗精,阳痿,恶露不尽。

【刺灸法】直刺 1～1.5 寸;可灸。

4. 关元　CV 4　小肠募穴

【定位】前正中线上,脐下 3 寸(图 103)。

【主治】腹痛,泄泻,月经不调,痛经,闭经,不孕,遗精,阳痿,尿频,癃闭,中风脱证,虚劳。

【刺灸法】直刺 1～1.5 寸;可灸。

记忆要点

【定位】均在腹部前正中线上。

【主治】男科病、妇科病；曲骨、中极还治膀胱病，关元还治脾肾病、虚脱证。

【刺灸法】不宜过深针刺，避免伤及膀胱、子宫，故针前需排尿，孕妇慎用。

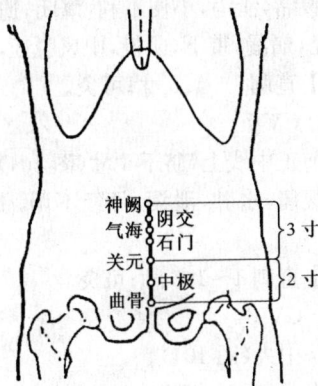

图 103

5. 石门 CV 5 三焦募穴

【定位】前正中线上,脐下 2 寸(图 104)。

【主治】腹痛,泄泻,小便不利,水肿,经闭,带下,恶露不尽,遗精,阳痿。

【刺灸法】直刺 1～1.5 寸;可灸。

6. 气海 CV 6 肓之原穴

【定位】前正中线上,脐下 1.5 寸(图 104)。

【主治】腹痛,泄泻,小便不利,癃闭,遗尿,遗精,阳痿,闭经,痛经,崩漏,带下,阴挺,中风脱证,虚劳。

【刺灸法】直刺 1～1.5 寸;可灸。

7. 阴交 CV 7

【定位】前正中线上,脐下 1 寸(图 104)。

【主治】腹痛,水肿,泄泻,月经不调,带下,恶露不尽,疝气。

【刺灸法】直刺 1～1.5 寸;可灸。

8. 神阙 CV 8

【定位】脐中央(图 104)。

【主治】腹痛,水肿,泄泻,脱肛,小便不利,中风脱证,虚劳。

【刺灸法】禁刺;宜灸。

记忆要点

【定位】均在腹部前正中线上。

【主治】男科病、妇科病、肠胃病;气海、神阙还治虚脱证。

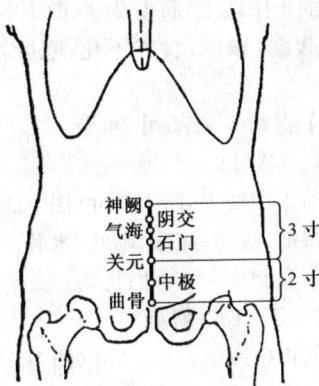

图 104

9. 水分　CV 9

【定位】前正中线上,脐上 1 寸(图 105)。

【主治】腹痛,腹胀,泄泻,水肿,反胃。

【刺灸法】直刺 1～1.5 寸;可灸。

10. 下脘　CV 10

【定位】前正中线上,脐上 2 寸(图 105)。

【主治】腹痛,腹胀,食谷不化,呕吐,泄泻,虚肿,痞块。

【刺灸法】直刺 1～1.5 寸;可灸。

11. 建里　CV 11

【定位】前正中线上,脐上 3 寸(图 105)。

【主治】胃痛,腹痛,腹胀,呕吐,水肿。

【刺灸法】直刺 1～1.5 寸;可灸。

12. 中脘　CV 12　胃募穴

【定位】前正中线上,脐上 4 寸(图 105)。

【主治】胃痛,腹痛,腹胀,呕吐,食谷不化,泄泻,便秘,痰多咳喘,癫痫。

【刺灸法】直刺 1～1.5 寸;可灸。

【定位】均在腹部前正中线上,彼此相距1寸。

【主治】胃肠病。

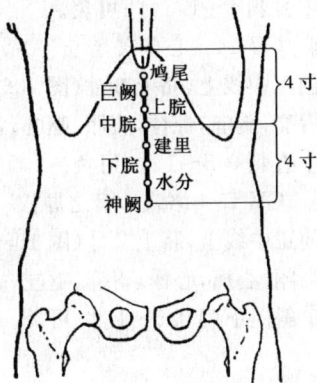

图 105

13. 上脘　CV 13

【定位】前正中线上，脐上 5 寸(图 106)。

【主治】胃痛，腹痛，腹胀，呕吐，食谷不化，泄泻，黄疸，癫痫。

【刺灸法】直刺 1～1.5 寸;可灸。

14. 巨阙　CV 14　心募穴

【定位】前正中线上，脐上 6 寸(图 106)。

【主治】胃痛，胸痛，惊悸，腹胀，呕吐，黄疸，癫痫。

【刺灸法】直刺 0.5～1 寸;可灸。

15. 鸠尾　CV 15　络穴　膏之原穴

【定位】前正中线上，脐上 7 寸(图 106)。

【主治】胸闷，心痛，心悸，胃痛，呕吐，癫痫。

【刺灸法】斜向下刺 0.5～1 寸;可灸。

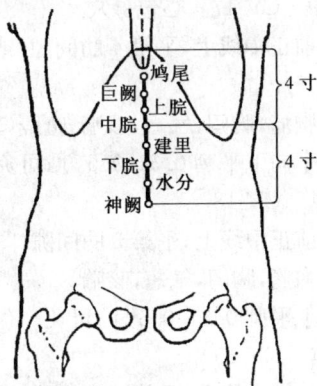

图 106

16. 中庭　CV 16

【定位】前正中线上,平第 5 肋间隙,即胸剑结合处(图 107)。

【主治】胸腹胀满,噎膈,呕吐。

【刺灸法】向下平刺 0.3～0.5 寸;可灸。

17. 膻中　CV 17　心包募穴

【定位】前正中线上,平第 4 肋间隙;或两乳头连线的中点(图 107)。

【主治】胸痛,胸闷,气短,咳喘,噎膈,乳少。

【刺灸法】向下平刺 0.3～0.5 寸;可灸。

18. 玉堂　CV 18

【定位】前正中线上,平第 3 肋间隙(图 107)。

【主治】胸痛,胸闷,气短,咳喘。

【刺灸法】平刺 0.3～0.5 寸;可灸。

19. 紫宫　CV 19

【定位】前正中线上,平第 2 肋间隙(图 107)。

【主治】胸痛,胸闷,咳喘,呕吐。

【刺灸法】向下平刺 0.3～0.5 寸;可灸。

20. 华盖　CV 20

【定位】前正中线上,平第 1 肋间隙(图 107)。

【主治】胸痛,咳喘。

【刺灸法】向下平刺 0.3～0.5 寸;可灸。

21. 璇玑 CV 21

【定位】前正中线上,胸骨柄中点(图 107)。

【主治】胸痛,咳喘,胃中积滞。

【刺灸法】向下平刺 0.3~0.5 寸;可灸。

记忆要点

【定位】均在胸部前正中线上,彼此相距 1.6 寸。

【主治】胸痛,胸闷,咳喘。

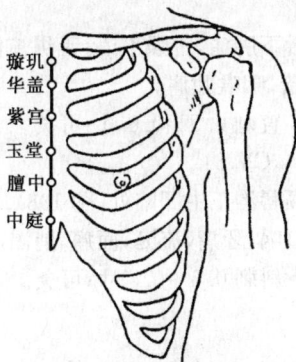

璇玑
华盖
紫宫
玉堂
膻中
中庭

图 107

22. 天突　CV 22

【定位】前正中线上,胸骨上窝中央(图108)。

【主治】胸痛,咳喘,暴喑,咽喉肿痛,瘿气,梅核气,噎膈。

【刺灸法】先直刺 0.2 寸,然后沿胸骨柄后缘与气管前缘缓慢向下刺入 0.5～1 寸;可灸。

23. 廉泉　CV 23

【定位】前正中线上,喉结上方,舌骨上缘凹陷处(图108)。

【主治】舌下肿痛,舌强不语,舌纵流涎,舌干口燥,口舌生疮,暴喑,咽喉肿痛。

【刺灸法】直刺 0.5～0.8 寸;可灸。

24. 承浆　CV 24

【定位】颏唇沟正中凹陷处(图108)。

【主治】口㖞,牙痛,流涎,面痛,消渴,癫痫。

【刺灸法】斜刺 0.3～0.5 寸;可灸。

【定位】天突在胸骨上窝中央,廉泉在舌骨上缘,承浆在颏唇沟中。

【主治】天突治咳喘,廉泉治失语,承浆治口喝流涎。

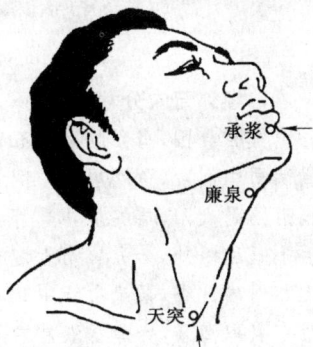

图 108

中篇 ○ 经外奇穴

经外奇穴分寸歌

四神聪穴百会围,当阳临泣后五分,
印堂两眉中间取,鱼腰眉毛中间量,
眉梢后陷是太阳,耳尖折耳耳郭上,
球后下眶边缘外,鼻旁唇沟上迎香,
鼻内相对内迎香,聚泉舌背中点当,
系带中点取海泉,金津玉液左右看,
翳明风池翳风间,旁一上二颈百劳,
子宫中极旁三寸,定喘大椎旁五分,
夹脊五分挟脊排,胃脘下俞八椎旁,
痞根一腰旁三五,三腰下方下极俞,
腰宜四腰旁三寸,腰眼腰宜旁五分,
五腰下方十七椎,腰奇尾端上二寸,

鹰嘴尖端肘尖取,二白腕上四寸辨,
中泉阳溪阳池间,中魁中指背侧觅,
大小骨空拇小指,二三掌隙腰痛点,
节后五分外劳宫,八邪十指指缝间,
四缝八指指中央,十宣十六十指尖,
髋骨梁丘旁寸半,鹤顶髌骨上缘中,
血海之上百虫窝,髌带两侧为膝眼,
胆囊阳陵下二寸,阑尾三里下二寸,
内踝高点内踝尖,外踝高点外踝尖,
八风十趾趾缝间,二趾纹端觅独阴,
十趾尖端气端全,奇穴效专有神功。

一、头颈部经外奇穴

1. 四神聪　EX-HN 1

【定位】百会前后左右
各1寸,共4穴(图109)。

【主治】头痛,眩晕,
失眠,健忘,癫痫,偏瘫,脑
积水,脑发育不全。

【刺灸法】平刺0.5～
0.8寸;可灸。

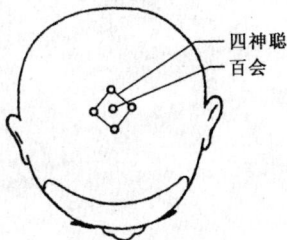

四神聪
百会

图109

2. 当阳　EX-HN 2

【定位】瞳孔直上,前发际上 1 寸(图 110)。

【主治】头痛,眩晕,目赤肿痛,鼻塞。

【刺灸法】平刺 0.5～0.8 寸;可灸。

3. 印堂　EX-HN 3

【定位】两眉头连线的中点(图 110)。

【主治】头痛,头晕,鼻渊,鼻衄,目赤肿痛,失眠,小儿惊风,面痛。

【刺灸法】提捏皮肤,向下平刺 0.3～0.5 寸;或点刺出血;可灸。

4. 鱼腰　EX-HN 4

【定位】瞳孔直上,眉毛中点(图 110)。

【主治】眉棱骨痛,面痛,眼睑瞤动,眼睑下垂,目赤肿痛,目翳。

【刺灸法】平刺 0.3～0.5 寸;可灸。

【定位】鱼腰与阳白、头临泣、当阳均在瞳孔直上,眉毛中点为鱼腰,再直上1寸为阳白,再直上入前发际0.5寸为头临泣,再直上入发际1寸为当阳;两眉头中点为印堂,眉头为攒竹,眉梢为丝竹空。

【主治】目疾。

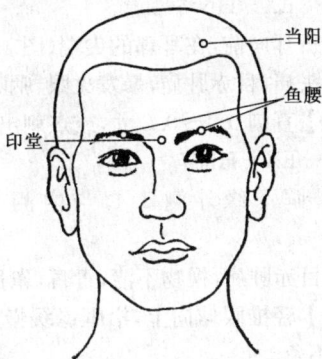

图 110

5. 太阳　EX-HN 5

【定位】眉梢与目外眦之间,向后 1 寸凹陷中(图 111)。

【主治】头痛,目赤肿痛,暴发火眼,眩晕,目翳,口眼㖞斜。

【刺灸法】直刺或斜刺 0.3～0.1 寸,或点刺出血;禁灸。

6. 耳尖　EX-HN 6

【定位】折耳向前,在耳郭的尖端(图 111)。

【主治】头痛,目赤肿痛,暴发火眼,咽喉肿痛。

【刺灸法】直刺 0.1～0.2 寸,或点刺出血;可灸。

7. 球后　EX-HN 7

【定位】眶下缘外侧 1/4,与内侧 3/4 交界处(图 111)。

【主治】目赤肿痛,视物不清,青盲,雀目。

【刺灸法】轻推眼球向上,沿眶缘缓慢直刺 0.5～1 寸,不提插;不灸。

【定位】丝竹空与瞳子髎之后 1 寸为太阳,耳郭上端为耳尖,眶下缘外侧 1/4 与内侧 3/4 交界处为球后(眶下缘中点为承泣)。

【主治】目疾;太阳与耳尖又治头痛。

【刺灸法】太阳与耳尖可点刺出血;球后不宜提插捻转,以免损伤眼部血管。

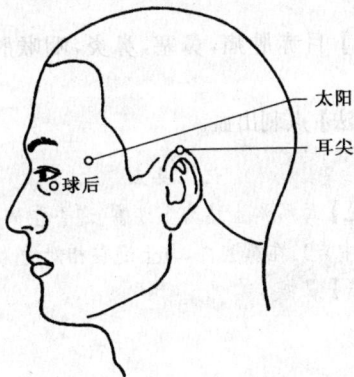

太阳

耳尖

球后

图 111

8. 上迎香　EX-HN 8

【定位】在鼻唇沟上端,当鼻翼软骨与鼻甲交界处(图112)。

【主治】头痛,鼻塞,鼻息肉,鼻炎,暴发火眼,迎风流泪。

【刺灸法】向内上方斜刺0.3～0.5寸;可灸。

9. 内迎香　EX-HN 9

【定位】在鼻孔内,与上迎香相对应的鼻黏膜上(图113)。

【主治】目赤肿痛,鼻塞,鼻炎,咽喉肿痛,热病,中暑。

【刺灸法】点刺出血。

记忆要点

【定位】鼻唇沟上端为上迎香(迎香在鼻唇沟中,平鼻翼外缘中点);在鼻腔内,与上迎香相对的为内迎香。

【主治】鼻疾。

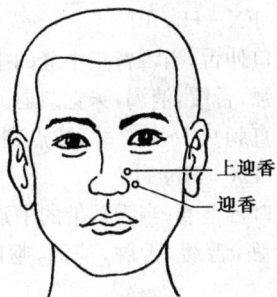

上迎香

迎香

图 112

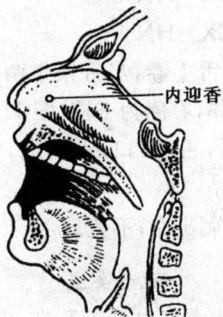

内迎香

图 113

10. 聚泉　EX-HN 10

【定位】张口伸舌,当舌背正中缝的中点(图 114)。

【主治】舌强,舌缓,消渴,味觉减退。

【刺灸法】直刺 0.1～0.2 寸;或点刺出血;不灸。

11. 海泉　EX-HN 11

【定位】张口舌上卷,当舌系带的中点(图 115)。

【主治】舌强,舌缓,舌肿,消渴,呕吐,呃逆,咽喉肿痛。

【刺灸法】点刺出血;不灸。

12. 金津　EX-HN 12

13. 玉液　EX-HN 13

【定位】张口舌上卷,当舌系带两旁之舌下静脉上取穴。左侧为金津,右侧为玉液(图 115)。

【主治】舌强,舌肿,口疮,消渴,呕吐,咽喉肿痛,失语。

【刺灸法】点刺出血;不灸。

记忆要点

【定位】舌背中缝中点为聚泉,舌系带中点为海泉,舌系带两侧为金津、玉液。

【主治】舌病、消渴。

【刺灸法】均可点刺出血。

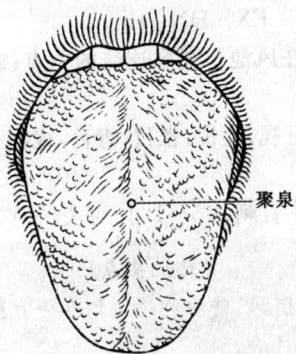

聚泉

图 114

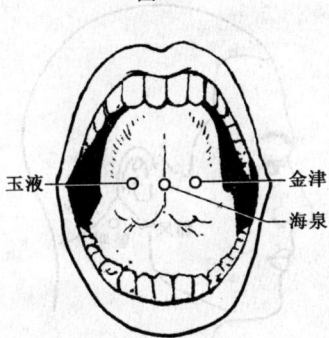

玉液

金津

海泉

图 115

14. 翳明 EX‐HN 14

【定位】在风池与翳风连线的中点；或翳风后 1 寸（图 116）。

【主治】近视，远视，雀目，青盲，视物不清，头痛，眩晕，失眠。

【刺灸法】直刺 0.5～1 寸；可灸。

记忆要点

【定位】翳风、翳明和风池均在一直线上。

【主治】目疾。

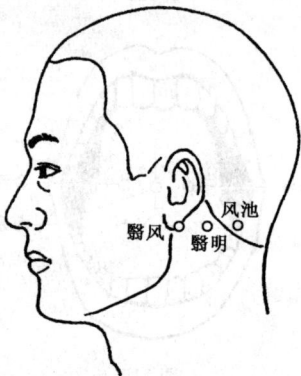

图 116

15. 颈百劳　EX-HN 15

【定位】大椎直上2寸,旁开1寸,(图117)。

【主治】颈项强痛,骨蒸潮热,盗汗,自汗,咳喘,瘰疬。

【刺灸法】直刺0.5～1寸;可灸。

记忆要点

【定位】大椎直上2寸,旁开1寸。

【主治】颈项强痛,咳喘。

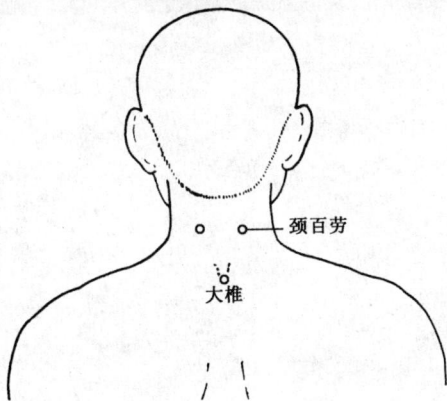

图117

二、胸腹部经外奇穴

子宫　EX-CA 1

【定位】脐下 4 寸,旁开 3 寸(图 118)。

【主治】阴挺,月经不调,痛经,崩漏,不孕,腰痛。

【刺灸法】直刺 0.8~1.2 寸;可灸。

记忆要点

【定位】与中极相平。

【主治】妇科病。

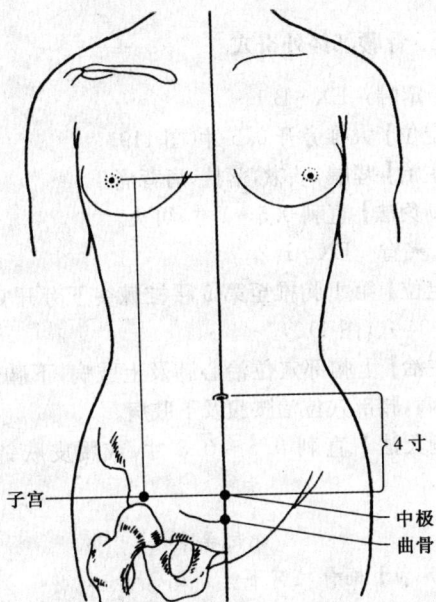

图 118

子宫

4寸

中极

曲骨

三、背腰部经外奇穴

1. 定喘　EX-B1

【定位】大椎旁开 0.5 寸(图 119)。

【主治】哮喘,咳嗽,落枕,肩背痛。

【刺灸法】直刺 0.5～1 寸;可灸。

2. 夹脊　EX-B2

【定位】第 1 胸椎至第 5 腰椎棘突下旁开 0.5 寸,左右共 34 穴(图 119)。

【主治】上胸部穴位治心肺及上肢病,下胸部穴位治胃肠病,腰部穴位治腰腹及下肢病。

【刺灸法】直刺 0.5～0.8 寸,或用皮肤针叩刺;可灸。

记忆要点

【定位】椎骨棘突下旁开 0.5 寸。

【主治】定喘治哮喘,夹脊治全身脏器病变。

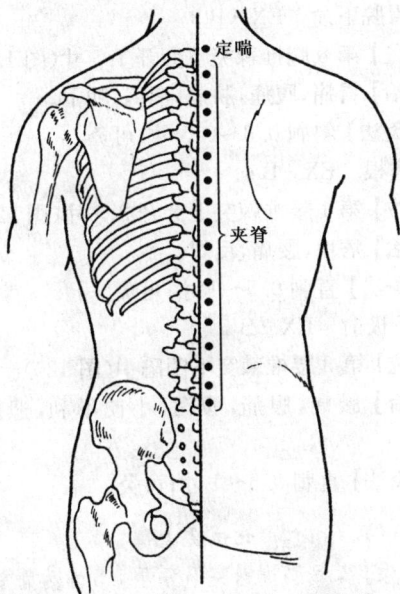

定喘

夹脊

图 119

3. 胃脘下俞 EX-B3

【定位】第8胸椎棘突下旁开1.5寸(图120)。

【主治】胃痛,腹痛,胁痛,消渴,咽干。

【刺灸法】斜刺0.3～0.5寸;可灸。

4. 痞根 EX-B4

【定位】第1腰椎棘突下旁开3.5寸(图120)。

【主治】痞块,腰痛,反胃。

【刺灸法】直刺0.5～1寸;可灸。

5. 下极俞 EX-B5

【定位】第3腰椎棘突下凹陷中(图120)。

【主治】腰痛,腹痛,腹泻,小便不利,遗尿,下肢酸痛。

【刺灸法】直刺0.5～1寸;可灸。

记忆要点

【定位】第8胸椎棘突下旁开1.5寸为胃脘下俞;第1腰椎棘突下旁开3.5寸为痞根(与悬枢、三焦俞、肓门相平);第3腰椎棘突下为下极俞(与气海俞相平)。

【主治】胃脘下俞治胃病,痞根治痞块,下极俞治腰痛。

【刺灸法】胃脘下俞与痞根不可深刺,以免伤及内脏。

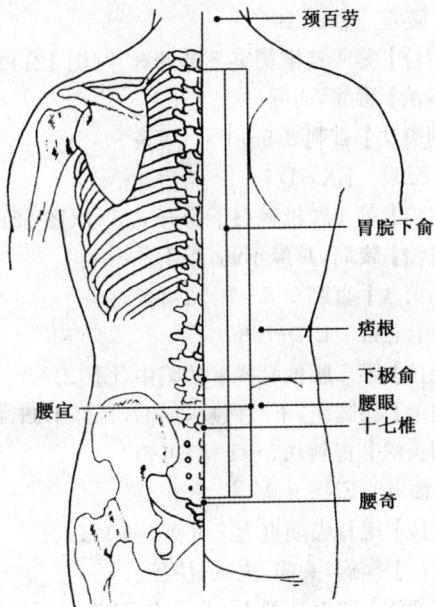

图 120

6. 腰宜　EX-B6

【定位】第4腰椎棘突下旁开3寸(图121)。

【主治】腰痛,崩漏。

【刺灸法】直刺0.5~1寸;可灸。

7. 腰眼　EX-B7

【定位】第4腰椎棘突下旁开3.5寸(图121)。

【主治】腰痛,月经不调,带下。

【刺灸法】直刺0.5~1寸;可灸。

8. 十七椎　EX-B8

【定位】第5腰椎棘突下凹陷中(图121)。

【主治】腰腿痛,下肢瘫痪,崩漏,月经不调,痛经。

【刺灸法】直刺0.5~1寸;可灸。

9. 腰奇　EX-B9

【定位】尾骨尖端直上2寸处(图121)。

【主治】癫痫,头痛,失眠,便秘。

【刺灸法】向上平刺1~1.5寸;可灸。

记忆要点

【定位】第4腰椎棘突下旁开3寸为腰宜,第4腰椎棘突下旁开3.5为腰眼(与腰阳关、大肠俞、腰宜相平);第5腰椎棘突下为十七椎(与关元俞相平),尾骨尖直上2寸为腰奇。

【主治】腰宜、腰眼与十七椎治腰痛,腰奇治癫痫。

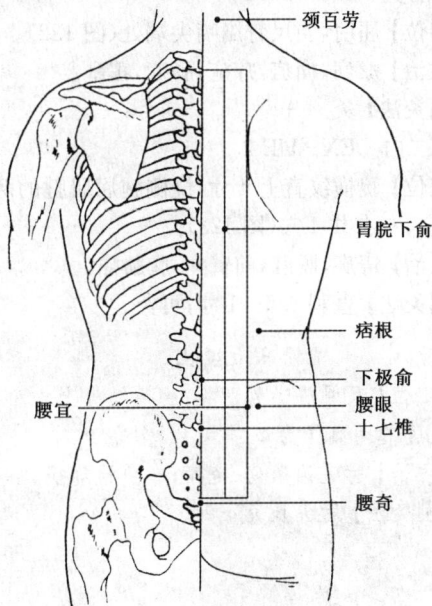

图 121

1. 肘尖 EX-UE 1

【定位】屈肘,当尺骨鹰嘴尖端处(图122)。

【主治】瘰疬,痈疽,疔疮,肠痈,霍乱。

【刺灸法】灸。

2. 二白 EX-UE 2

【定位】腕横纹直上4寸,桡侧腕屈肌腱的两侧缘,一臂2穴,左右共4穴(图123)。

【主治】痔疾,脱肛,前臂痛,胸胁痛。

【刺灸法】直刺0.5~1寸;可灸。

记忆要点

【定位】尺骨鹰嘴为肘尖;腕横纹直上4寸,桡侧腕屈肌腱的两侧缘为二白。

【主治】肘尖治瘰疬、疮疖;二白治痔疾。

【刺灸法】肘尖只灸不针。

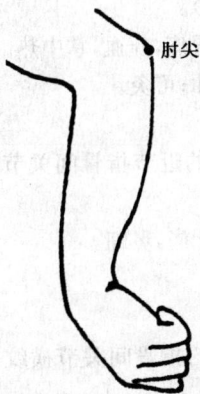

肘尖

图 122

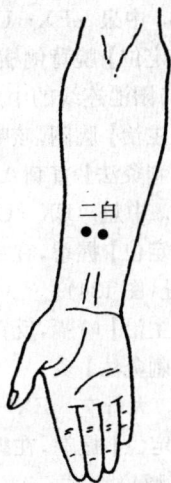

二白

图 123

3. 中泉　EX - UE 3

【定位】腕背侧横纹中,指伸肌腱桡侧凹陷中;或当阳溪与阳池连线的中点(图124)。

【主治】胸闷,咳喘,心痛,胃痛,吐血,掌中热。

【刺灸法】直刺 0.3～0.5 寸;可灸。

4. 中魁　EX - UE 4

【定位】握拳,在中指背侧的近节指骨间关节横纹中点处(图124)。

【主治】噎膈,反胃,呕吐,牙痛,鼻衄。

【刺灸法】灸。

5. 大骨空　EX - UE 5

【定位】握拳,在拇指背侧的指骨间关节横纹中点处(图124)。

【主治】目痛,目翳,白内障,吐泻,鼻衄。

【刺灸法】灸。

6. 小骨空　EX - UE 6

【定位】握拳,在小指背侧的近节指骨间关节横纹中点处(图124)。

【主治】目痛,目翳,咽喉肿痛。

【刺灸法】灸。

记忆要点

【定位】腕背横纹上,指伸肌腱桡侧缘为中泉(指伸肌腱尺侧缘为阳池),中指近节指骨间关节为中魁,拇指指骨间关节为大骨空,小指近节指骨间关节为小骨空。

【主治】中泉治胸闷、胃痛,中魁治牙痛、反胃,大、小骨空治目疾。

【刺灸法】中魁、大骨空、小骨空只灸不针。

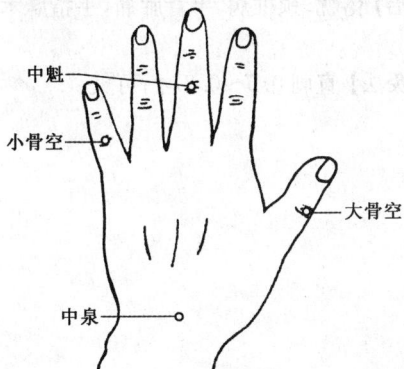

中魁

小骨空

大骨空

中泉

图 124

7. 腰痛点　EX-UE 7

【定位】手背,当第 2、第 3 掌骨及第 4、第 5 掌骨之间,腕背横纹与掌指关节连线的中点处,一手 2 穴(图125)。

【主治】急性腰扭伤。

【刺灸法】直刺 0.3～0.5 寸;可灸。

8. 外劳宫　EX-UE 8

【定位】手背第 2、第 3 掌骨之间,掌指关节后 0.5寸(图125)。

【主治】落枕,颈椎病,手背肿痛,手指麻木,手指屈伸不利。

【刺灸法】直刺 0.5～0.8 寸;可灸。

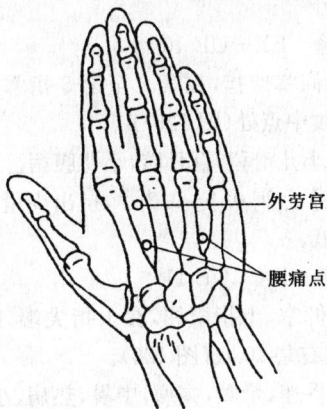

图 125

9. 八邪　EX-UE 9

【定位】微握拳,在手背五指之间,指蹼缘后方赤白肉际处,左右共 8 穴(图 126)。

【主治】手背肿痛,手指麻木,毒蛇咬伤,头项强痛,咽痛,牙痛,目痛,烦热。

【刺灸法】向上斜刺 0.5～0.8 寸;或点刺出血;可灸。

10. 四缝　EX-UE 10

【定位】仰掌伸指,在第 2 至第 5 指掌面的近节指骨间关节横纹中点处(图 126)。

【主治】小儿疳积,百日咳,小儿腹泻。

【刺灸法】点刺 0.1～0.2 寸,挤出少量黄白色透明样黏液或血液。

11. 十宣　EX-UE 11

【定位】仰掌,十指微屈,在十指尖端,距指甲游离缘 0.1 寸,左右共 10 穴(图 126)。

【主治】昏迷,晕厥,癫痫,中暑,热病,小儿惊风,咽痛,指端麻木。

【刺灸法】直刺 0.1～0.2 寸,或点刺出血。

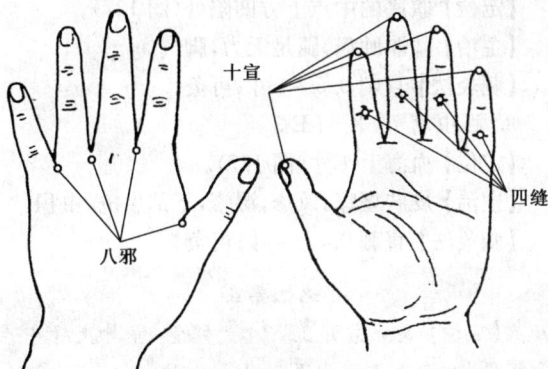

图 126

五、下肢部经外奇穴

1. 髋骨 EX-LE 1

【定位】梁丘两旁各 1.5 寸,一腿 2 穴,左右共 4 穴(图 127)。

【主治】下肢痿痹,膝髌肿痛。

【刺灸法】直刺 0.5～1 寸;可灸。

2. 鹤顶 EX-LE 2

【定位】髌底的中点上方凹陷处(图 127)。

【主治】膝髌肿痛,腿足无力,脚气。

【刺灸法】直刺 0.5～1 寸;可灸。

3. 百虫窝 EX-LE 3

【定位】血海上 1 寸(图 127)。

【主治】皮肤瘙痒,风疹,湿疹,下部生疮,虫积。

【刺灸法】直刺 0.5～1 寸;可灸。

记忆要点

【定位】梁丘旁开 1.5 寸为髋骨,髌骨上缘中点为鹤顶,血海上 1 寸为百虫窝。

【主治】髋骨和鹤顶治膝髌肿痛,百虫窝治皮肤病。

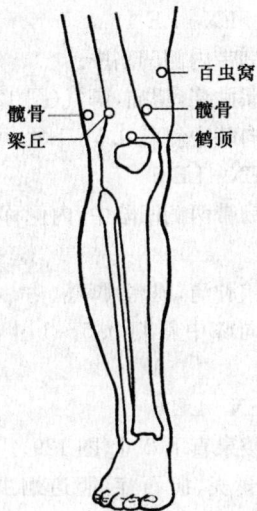

百虫窝

髋骨　　髋骨

梁丘　　鹤顶

图 127

4. 内膝眼　EX-LE 4

【定位】髌韧带内侧凹陷中。

【主治】膝髌肿痛,腿痛,脚气(图128)。

【刺灸法】向膝中斜刺 0.5～1 寸;可灸。

5. 膝眼　EX-LE 5

【定位】髌韧带两侧凹陷中,内侧称内膝眼,外侧称外膝眼(图128)。

【主治】膝髌肿痛,腿痛,脚气。

【刺灸法】向膝中斜刺 0.5～1 寸,或透刺对侧膝眼;可灸。

6. 胆囊　EX-LE 6

【定位】阳陵泉直下 2 寸(图129)。

【主治】胆囊炎,胆石症,胆道蛔虫症,胆绞痛,胁痛,下肢痿痹。

【刺灸法】直刺 1～2 寸;可灸。

7. 阑尾　EX-LE 7

【定位】足三里直下 2 寸(图128)。

【主治】阑尾炎,消化不良,下肢痿痹。

【刺灸法】直刺 1.5～2 寸;可灸。

【定位】髌韧带内侧为内膝眼,髌韧带外侧为外膝眼(又名犊鼻),内膝眼和外膝眼又合称膝眼;阳陵泉下 2 寸为胆囊;足三里下 2 寸为阑尾。

【主治】内膝眼、膝眼治膝痛,胆囊治胆囊炎,阑尾治阑尾炎。

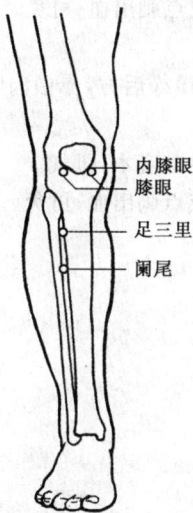

图 128

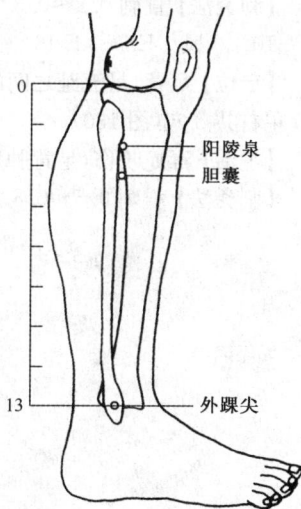

图 129

8. 内踝尖　EX-LE 8

【定位】足内侧面,内踝高点处(图 130)。

【主治】牙痛,咽喉肿痛,霍乱转筋。

【刺灸法】直刺 0.2～0.3 寸,或点刺出血;可灸。

9. 外踝尖　EX-LE 9

【定位】足外侧面,外踝高点处(图 130)。

【主治】牙痛,脚气,脚趾拘急,腿外侧转筋。

【刺灸法】直刺 0.2～0.3 寸,或点刺出血;可灸。

10. 八风　EX-LE 10

【定位】足背,足五趾之间的趾蹼缘后方,赤白肉际处,左右共 8 穴(图 130)。

【主治】毒蛇咬伤,足背肿痛,足趾麻木,脚气。

【刺灸法】斜刺 0.5～0.8 寸,或点刺出血;可灸。

【定位】内踝尖端为内踝尖；外踝尖端为外踝尖；五趾之间，趾蹼缘后方为八风（与手之八邪相对应，行间、内庭、侠溪又属八邪）。

【主治】内踝尖、外踝尖治牙痛，八风治足背肿痛、足趾麻木。

【刺灸法】均可点刺出血。

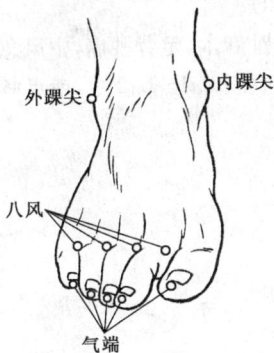

图 130

11. 独阴　EX-LE 11

【定位】足第2趾的跖侧面远节趾骨间关节横纹的中点(图131)。

【主治】心痛,胸胁痛,呕吐,吐血,死胎,滞产,胞衣不下,月经不调,疝气。

【刺灸法】直刺0.1～0.2寸;可灸。

12. 气端　EX-LE 12

【定位】足十趾尖端,距趾甲角游离缘0.1寸,左右共10穴(图130)。

【主治】足趾麻木,足背肿痛,中风急救。

【刺灸法】直刺0.1～0.2寸,或点刺出血;可灸。

记忆要点

【定位】足第 2 趾的跖侧面远节趾骨间关节中点为独阴；十趾尖端为气端（与手之十宣相对应）。

【主治】气端治足背肿痛、足趾麻木，独阴治月经不调、滞产。

独阴

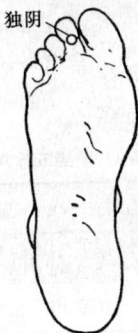

图 131

下篇 ● 特定穴

一、五输穴（表1、表2）

表1　阴经五输穴

经　脉	五　输　穴				
	井（木）	荥（火）	输（土）	经（金）	合（水）
手太阴肺经	少商	鱼际	太渊	经渠	尺泽
手厥阴心包经	中冲	劳宫	大陵	间使	曲泽
手少阴心经	少冲	少府	神门	灵道	少海
足太阴脾经	隐白	大都	太白	商丘	阴陵泉
足厥阴肝经	大敦	行间	太冲	中封	曲泉
足少阴肾经	涌泉	然谷	太溪	复溜	阴谷

表 2 阳经五输穴

经　脉	五　输　穴				
	井(金)	荥(水)	输(木)	经(火)	合(土)
手阳明大肠经	商阳	二间	三间	阳溪	曲池
手少阳三焦经	关冲	液门	中渚	支沟	天井
手太阳小肠经	少泽	前谷	后溪	阳谷	小海
足阳明胃经	厉兑	内庭	陷谷	解溪	足三里
足少阳胆经	足窍阴	侠溪	足临泣	阳辅	阳陵泉
足太阳膀胱经	至阴	足通谷	束骨	昆仑	委中

二、原穴和络穴（表 3）

表 3 原穴和络穴

经　脉	原　穴	络　穴
手太阴肺经	太渊	列缺
手厥阴心包经	大陵	内关
手少阴心经	神门	通里
足太阴脾经	太白	公孙
足厥阴肝经	太冲	蠡沟
足少阴肾经	太溪	大钟
手阳明大肠经	合谷	偏历
手少阳三焦经	阳池	外关
手太阳小肠经	腕骨	支正

经　脉	原　穴	络　穴
足阳明胃经	冲阳	丰隆
足少阳胆经	丘墟	光明
足太阳膀胱经	京骨	飞扬
任脉		鸠尾
督脉		长强
脾之大络		大包

三、八会穴(表 4)

表 4　八会穴

脏会——章门	筋会——阳陵泉
腑会——中脘	脉会——太渊
气会——膻中	骨会——大杼
血会——膈俞	髓会——悬钟

四、俞穴和募穴(表 5)

表 5　俞穴和募穴

脏　腑	俞　穴	募　穴
肺	肺俞	中府
心包	厥阴俞	膻中
心	心俞	巨阙
脾	脾俞	章门
肝	肝俞	期门

脏 腑	俞 穴	募 穴
肾	肾俞	京门
大肠	大肠俞	天枢
三焦	三焦俞	石门
小肠	小肠俞	关元
胃	胃俞	中脘
胆	胆俞	日月
膀胱	膀胱俞	中极

五、下合穴 (表6)

表6 下合穴

六 腑	下合穴	六 腑	下合穴
大肠	上巨虚	胃	足三里
小肠	下巨虚	胆	阳陵泉
三焦	委阳	膀胱	委中

六、郄穴 (表7)

表7 郄穴

经 脉	郄穴	经 脉	郄穴
手太阴肺经	孔最	足太阴脾经	地机
手厥阴心包经	郄门	足厥阴肝经	中都
手少阴心经	阴郄	足少阴肾经	水泉

经 脉	郄穴	经 脉	郄穴
手阳明大肠经	温溜	足太阳膀胱经	金门
手少阳三焦经	会宗	阴维脉	筑宾
手太阳小肠经	养老	阳维脉	阳交
足阳明胃经	梁丘	阴 跷	交信
足少阳胆经	外丘	阳 跷	跗阳

七、八脉交会穴(表8)

表8 八脉交会穴

腧穴	所属经脉	所通经脉	主治病症
列缺	手太阴肺经	任脉	肺系、咽喉、胸膈
照海	足少阴肾经	阴跷脉	
后溪	手太阳小肠经	督脉	耳、目内眦、头项、肩胛、腰背
申脉	足太阳膀胱经	阳跷脉	
公孙	足太阴脾经	冲脉	心、胸、胃
内关	手厥阴心包经	阴维脉	
足临泣	足少阳胆经	带脉	耳、目外眦、侧头、颈肩、胸胁
外关	手少阳三焦经	阳维脉	